好孕，从卵子开始

第3版
The Third Edition

IT
STARTS
WITH THE
EGG

The Science of Egg Quality for Fertility,
Miscarriage, and IVF

〔美〕瑞贝卡·费特———— 著

程 芃———— 译

北京科学技术出版社

读者须知：

　　医学是随着科技的进步与临床经验的积累而不断发展的。本书中的所有建议均是作者结合自身临床经验审慎提出的，虽然如此，在采纳之前还是应考虑自身情况与医生的建议。此外，如果你想获得更为详尽的医学建议，请向有资质的医生咨询。因本书相关内容造成的直接或间接不良影响，出版社和作者概不负责。

著作权合同登记号　图字：01-2025-1510

图书在版编目（CIP）数据

　　好孕，从卵子开始：第 3 版 /（美）瑞贝卡·费特著；程尢译 . -- 北京：北京科学技术出版社，2025.（2025 重印）
　　ISBN 978-7-5714-4609-3

　　Ⅰ . R715.3

　　中国国家版本馆 CIP 数据核字第 2025ZS9168 号

策划编辑：袁艳艳
责任编辑：田　恬
文字编辑：唐誉珊
责任校对：贾　荣
责任印制：李　茗
图文制作：旅教文化
出 版 人：曾庆宇
出版发行：北京科学技术出版社
社　　址：北京西直门南大街 16 号
邮政编码：100035
电　　话：0086-10-66135495（总编室）
　　　　　0086-10-66113227（发行部）
网　　址：www.bkydw.cn
印　　刷：北京中科印刷有限公司
开　　本：880 mm × 1230 mm　1/32
字　　数：197 千字
印　　张：8.875
版　　次：2025 年 6 月第 1 版
印　　次：2025 年 8 月第 2 次印刷
ISBN 978-7-5714-4609-3

定　价：79.00 元

推荐序·一

生殖医学长久以来一直致力于为不孕不育和有优生需求的夫妇摆脱生育困境、获得完整而幸福的家庭提供医学服务。在学科发展的初期，我们比较关注新技术的应用，希望用最先进的技术给患者带来美好的未来。随着治疗手段的发展，患者对治疗的期望值也越来越高。作为生殖医学工作者，通过多年的临床实践，我深刻感受到，怀孕过程中的危险因素有很多不是靠先进的技术就可以去除的。现如今，虽然医疗技术在不断进步，但我们仍不能完全去除环境毒素和不良生活方式对健康（包括生殖健康）的影响。这是很多生殖医学工作者在面对患者时都会发出的由衷感叹。

本书是少有的在生活和营养方面给予接受体外受精治疗和其他治疗的不孕女性系统性指导的科普书。作者对大量相关医学研究成果进行了梳理，从环境毒素的去除、饮食营养的调整、营养素的使用等方面，提出了一些行之有效的办法。无论是患者还是医生，都可以从中获益。本书为我们打开了一扇窗户，让我们看到在生殖医学领域，除了医疗手段，还可以从生活方式等方面入手，改善卵子质量，提高受孕率。

随着对人类生育过程认识的深入，作为生殖医学工作者，我深深体会到，完成繁衍生息，并保卫子代健康，是一项神圣而充满使命感的任务。希望广大读者能够通过阅读本书，在完成生育的过程中受益。

中国医学科学院北京协和医院妇产科主任医师、教授

北京协和医院生殖医学中心创始人

何方方生殖医学工作室创始人

推荐序·二

　　生命的准备需要从卵子开始，而卵子的质量与生活环境及生活方式密切相关。近年来，现代年轻人的生活轨迹、饮食习惯、家庭观念已经发生了巨大改变。快速变革的社会使人压力倍增，压力大会造成人体内稳态失衡和内分泌紊乱，进而使得不孕症发病率增加。如何做好生育营养指导，如何保护女性生育力，如何避免生殖毒素对子代产生影响，已经成为医学领域的热点和难点。《好孕，从卵子开始》的作者，从患者和科学工作者的双重视角，为我们提供了一份非常好的备孕生活及营养指南。作者引入了诸多先进理念，用浅显易懂的语言描述了现代社会生活中潜在的影响生育的不良因素，提供了一整套去除环境毒素及补充营养素的方案，解答了女性在备孕过程中的困惑。本书内容不仅对于不孕不育患者具有很好的指导作用，也为广大生殖领域医疗工作者拓宽了诊治思路。

　　愿本书能为更多不孕不育患者提供帮助，也希望广大读者在阅读本书后，能够对健康生育有更为深刻的理解。

北京妇产医院及北京妇幼保健医院主任医师、教授

中国疾病预防控制中心妇幼保健中心专家

国家孕婴网总顾问

前　言

　　无论你是刚开始考虑备孕，还是已经在治疗不孕的道路上奔波了很多年，抑或遭遇了数次流产，避免接触会对卵子造成伤害的毒素、为你的卵子提供营养，始终都是非常重要的。本书将为你提供一些简单易行的方法，这些方法也许能够提高你的受孕概率，让你成功孕育属于自己的健康宝宝。当然，这一切都始于卵子。

　　卵子数量在女性出生时就已经确定了，而且超过一定年龄后，卵子的质量会随着年龄的增长而下降。然而，仅仅了解这些是不够的。在我们生命的大多数时间里，卵子是以未成熟细胞的形式处于休眠状态的。直到排卵前 3~4 个月，卵子才会继续发育，迅速增大并储存很多能量。此时，卵细胞内的染色体进入复制阶段。如果这一过程出错（事实上经常出错），卵子便会携带异常的染色体。而卵子染色体异常是导致早期流产和体外受精 - 胚胎移植失败的重要原因，也是导致大龄女性不孕的重要原因。

很多女性认为，在提高卵子质量方面自己几乎无能为力。但前沿科研成果否定了这种看法。排卵前的卵子发育阶段是一个非常关键的时期，在这一时期，卵细胞容易受到毒素（如双酚 A 和邻苯二甲酸酯）的影响。当然，在这一时期正确地使用抗氧化剂和其他营养素补充剂，可以对卵细胞起到保护作用。因此，你还是有机会改善卵子质量的，只是这个机会稍纵即逝。

本书将为你提供有可靠研究成果支持的、具体的策略和指南。值得注意的是，本书提供的方法并不基于动物研究个案的成果。尽管这些成果为卵子质量差的原因和解决方法提供了诱人的线索，但个案研究，特别是动物或实验室研究只能提供有限的证据，你必须对这些证据持保留态度。相反，本书的建议基于对大量医学研究成果的全面分析，这些成果涉及多个医学中心的研究报告，并来自真实的患者。

如果你目前正在接受生殖医学专家的治疗，那么你可能已经在服用营养素补充剂来提高卵子质量了。但是，有些专家依据的可能是过时的科研成果。在本书中，我将根据前沿科研成果对可以提高卵子质量的各种措施及其作用机制进行详细阐释，以便帮助你做出明智的选择，制订属于你自己的个性化营养方案。在深入探讨相关问题前，我先分享一下我的亲身经历。

我的故事

我怀着恐惧和焦虑进入了体外受精－胚胎移植周期。我想，自己还不到30岁，通过治疗，应该很容易就能怀孕。但令人意想不到的事情发生了——我被诊断出卵巢储备功能减退。生殖医学专家说，我需要遵循最激进的药物干预方案来帮助自己受孕。如果医生们只能获得寥寥几颗卵子，那么我接受胚胎移植的机会还是非常小。我问专家是否可以通过服用特定的营养素补充剂来提高受孕成功率，但没有得到肯定的答复。于是，我决定将自己在分子生物学和生物化学方面的知识付诸实践。基于科研成果，我走上了自我探索之路。

在学习分子生物学期间，我了解过DNA损伤与修复的机制、细胞内能量产生的详细过程以及这两者与抗氧化物质的关系。我还研究过受精前后卵细胞内染色体重新组合与分离的复杂机制。随着对相关文献的深入研读，我将多年前学到的知识与前沿科研成果结合在一起，对卵子染色体异常的成因及其外部影响因素有了比较全面的认识。

后来，我将所学付诸实践。在饮食方面，我减少了精制碳水化合物的摄入量（目的是降低血浆胰岛素水平，因为胰岛素水平高会影响卵子质量），而且开始每天服用少量的营养素补充剂。在避免环境毒素暴露方面，我用玻璃制品替代塑料制品，使用不含香精的清洁产品。我还决定服用脱氢表雄酮，正如我将在本书中解释的那样，现在已经有许多临床试验结果表明，这可以提高卵巢储备功能减退和特定荷尔蒙缺乏患者的受孕成功率。多年后，我了解到这可能是我做出的最重要的决定之一，因为后来的检查证实了我患有自身免疫病，该病很明显地损害了我的荷尔蒙分泌功能和卵巢功能——服用脱氢表雄酮对改善这两方面有很大的帮助。

在那几个月里，我按照怀孕的标准规范自己的饮食和生活方式，就像保护一个正在发育的胎儿一样呵护自己的卵子。我发现，这样做让我很安心，即使体外受精－胚胎移植再次失败，我也可以得到些许安慰，因为我已经采取了各种可能的措施来保证胚胎健康。也就是说，我不做过多期待。让我仍然感到忧心的是，由于卵巢储备功能减退，我所面临的是一场非常艰苦的战斗。我阅读了与卵巢储备功能相关的体外受精－胚胎移植的统计数据，得知情况并不乐观。

为改善卵子质量努力了几个月后，我再次来到生殖科对我的卵巢功能进行检查，然后开始接受促排卵治疗。没想到检查结果让我非常震惊：超声检查结果提示，我的卵巢内有大约 20 个卵泡可以发育成熟，不再是原来的寥寥几个了。这表明，我的卵子数量已经完全恢复正常，看起来，我的胜算大了很多。

尽管如此，我还是非常紧张。在接下来的几周内，打针、吃药、做超声检查和血液检测成了我每天的例行事务。虽然检查结果让我有理由期待体外受精－胚胎移植的好结果，但正如医生所说，谁也无法保证体外受精－胚胎移植一定能成功，因为有太多因素可能导致失败。每个早晨和傍晚，当我拿出一盒盒注射器、针头和一小瓶昂贵的生育药物，准备给自己注射时，我感受到了所有接受体外受精－胚胎移植的人内心萦绕的焦虑。

接下来发生的事情超出了所有人的预期。取卵那天，医生从我的体内取出了 22 颗成熟的卵子，这让我感到非常欣喜。但我还是尽力抑制住了自己的兴奋之情，因为我知道前路漫漫，还有很多困难需要一一克服。

5 天之后，我和丈夫迎来了惊喜，有 19 个受精卵发育成了高质量囊胚。这个结果简直太出人意料了。之后，我移植了一颗胚胎，2 周后发现自己成功怀孕了。我很难想象如果自己没有努力改善卵子质量，结果会是怎样的。科研表明，卵子质量是决定其能否受精并发育至囊胚期的极为重要的因素，同时也决定了胚胎能否成功着床并生长为活胎。

我知道，我了解到的科研成果可以让成千上万有类似经历的女性受益。我认为自己有必要对此进行进一步的研究和总结，以便其他人可以学习、利用。

我自己通过科研成果找寻安全和有价值的特定补充剂是一回事，向其他想要怀孕或多次流产的女性分享我的知识是另一回事。后者赋予了我更强烈的责任感，促使我从各个角度深入研究卵了质量下降这个问题。因此，我开始更详尽地搜索和分析与卵子质量相关的前沿科研成果。关于毒素暴露和补充营养素对生育过程的具体影响，我仔细研读了数百篇文献，系统总结出了这些因素对人类生育的影响，并确定了哪些因素可能影响体外受精 – 胚胎移植的成功率。

这项工作是个大工程，大多数生殖医学专家都由于工作太忙而无法完成。这使我意识到，一些生殖医学专家和科普图书给出的建议可能是滞后的。比如在 2013 年，当时一般不会有人谈论双酚 A 对生育能力有显著负面影响的前沿科研成果。甚至连辅酶 Q_{10} 也被认为是有争议的，生殖医生一般不会告诉患者辅酶 Q_{10} 的作用。即使是现在，这些和其他一些问题也经常被忽视，许多医生根本没有时间了解相关研究领域内每一个前沿科研成果。举个例子，现在许多研究报告指出，为了预防流产和妊娠并发症，维生素 D 的最佳水平比以前人们想象的高得多。然而，许多医生在给出营养建议时，仍然遵循最佳维生素 D 水平非常低的旧标准。

这并不是说所有生殖医生都忽视了卵子质量问题。许多医生已经开始推荐我在本书中介绍的营养素补充剂，但他们可能只在治疗开始前一两个月与患者分享这些建议，这错过了对卵子发育而言最关键的早期阶段。生殖中心一般不会解释每种补充剂是如何起作用的，也不会根据每个人的状况或前沿科研成果来制订、完善营养素方案。

许多女性意识到自己可能没有得到关于服用营养素补充剂可以提高受孕概率的最新建议，于是试图在互联网上获取相关信息。这往往导致她们服用了没有任何科学研究成果支持的补充剂，或者实际上可能降低卵子质量或对受孕有害的补充剂。本书不仅讨论了可能对受孕有帮助的方法，还破除了一些可能弊大于利的补充剂"神话"，并解释了如何选择适合你身体状况的补充剂。

补充脱氢表雄酮就是一个说明个性化营养素方案非常重要的很好的例子。这种补充剂只有在实验室检测结果显示你的脱氢表雄酮水平较低时服用才可能有所帮助，但是否建议你服用脱氢表雄酮更多地取决于你是否正在为体外受精－胚胎移植做准备，以及你去哪家生殖中心接受治疗，而不是基于任何医学逻辑。许多生殖中心将是否服用脱氢表雄酮的决定权留给了患者，而没有为患者安排任何测试或提供强有力的临床证据。患者理应得到更好的待遇，并有权在知情的情况下做出决定。

在意识到前沿科研成果和传统医疗建议存在很大差距之后，我觉得自己有必要把这些成果总结成具体且易于理解的信息让更多的人知道。随着我越来越相信外部因素对卵子质量有重要影响以及提升卵子质量对受孕过程（无论是自然受孕还是通过辅助生殖技术受孕）很重要，我感到自己迫切需要帮助其他与不孕不育作斗争的女性。于是，本书诞生了。

在过去的 10 年里，我一直关注与卵子质量和生育能力相关的科学研究，总是在思考临床证据表明了什么，还有什么可以做的，以确保本书是一本完整的前沿指南。进行胚胎移植后 12 周，我和丈夫通过超声检查看到了正在成长的宝宝，第一次听到了他的心跳。这种喜悦十分纯粹，我迫切希望每个正在接受生育治疗或正在备孕的人都能享受到同样的快乐。

治疗不孕不育的过程中总是存在不确定性，有许多变数和挑战。我的结果很理想，部分原因可能是我有年龄优势，因为我当时才二十多岁。不是每个女性在接受治疗后最终都有大量的卵子或所有卵子都发展成高质量的胚胎，但这并不是你需要关注的重点。重要的是，尽你所能提高卵子质量会让顺利怀孕的概率变大。

如何阅读这本书？

本书基于你在治疗不孕不育的道路上可能面临的独特挑战，提供了可供你选择的方案，涉及你可开拓和探索的各个领域。可能最初的部分对每个人而言都是相似的，这就是本书第一部分所介绍的内容。第 1 章主要介绍了卵子质量的确切含义，以及为什么它非常重要。在第 2 章中，你将了解常见毒素如何影响生育能力，以及哪些方法可以最大限度地影响生育结果。第 3 章将向你介绍基础的实验室检测，这些检测可以帮助你发现生育和健康妊娠的潜在障碍。第 4 章解释了实验室荷尔蒙检测的意义，这将帮助你确定哪些补充剂对你最有帮助。然后你就可以开始制订自己的营养素方案了。

阅读关于营养素补充剂的章节时，你需要留意的特殊情况

如果你刚刚开始备孕

如果你刚刚开始备孕，没有受到生育挑战，那么你不太可能需要高级营养素方案。遵循基本计划中的初级营养素方案（请参阅第5章、第6章，总结见第11章），你就可以提高健康卵子的占比，让自己更快地怀孕并降低流产风险。

如果你有冷冻卵子

如果你为保证卵子质量而选择遵循营养素方案，那么即使你没有生育问题，你也可能在取卵过程中获得更好的结果。关于冷冻卵子的中级营养素方案，请参阅第5章、第6章，以及第7章的抗氧化剂部分。关于冷冻卵子营养素方案的总结，请参阅第11章。

如果你在怀孕方面有困难

卵子质量差是导致许多不同原因不孕（包括年龄相关性不孕、多囊卵巢综合征、子宫内膜异位症和原因不明性不孕）的常见因素。在不同的情况下，我们需要以不同的方式解决卵子质量问题；这些情况有一个共同的特征，即解决卵子发育过程中的能量生成和氧化损伤问题，可以显著提高生育能力。因此，我会在第5章和第6章讨论与卵子质量问题相关的核心补充剂，在第7章讨论特定的抗氧化剂。所有营养素方案都取决于你的实验室检测结果和你发现的具体问题。

如果你存在与多囊卵巢综合征相关的荷尔蒙失衡体征，比如睾酮水平升高、抗米勒管激素水平升高、有胰岛素抵抗、月经周期延长或不规律，那么你可以继续阅读第 8 章关于 Myo-肌醇的内容，并可能需要遵循针对多囊卵巢综合征的中级营养素方案。如果你的抗米勒管激素水平较低，那么第 9 章中关于脱氢表雄酮的营养素方案可能更适合你。第 10 章介绍了一些你需要避免服用的补充剂，第 11 章给出了完整的补充剂方案。

如果你已经超过 40 岁或计划通过体外受精 – 胚胎移植受孕

你如果已经与不孕不育作斗争很长时间，现在 30 多岁或 40 多岁，或者正试图通过体外受精 – 胚胎移植受孕，那么你会从提高卵子质量的系统方案中获益最多。正如第 1 章所解释的那样，卵子质量差通常是患年龄相关性不孕或原因不明性不孕，以及体外受精 – 胚胎移植失败的罪魁祸首。研究表明，只有质量好的卵子才可能发育成质量好的胚胎，成功着床并在关键的第 1 周存活下来，从而完成受孕过程。因此，最大限度地增加可能发育为健康婴儿的优质卵子的数量至关重要。这需要一种全方位的保护方案，包括最大限度地减少毒素暴露，采用有助于提高体外受精 – 胚胎移植成功率的饮食模式，以及服用高级营养素方案中列出的营养素补充剂。服用这些营养素补充剂有益于被诊断出患有年龄相关性不孕、子宫内膜异位症、原因不明性不孕或卵巢储备功能减退的女性。

第 4 章中讨论的实验室检测将帮助你了解哪些营养素补充剂对你最有用。如果实验室检测结果显示你有一种类似多囊卵巢综合征的荷尔蒙失衡体征，比如睾酮水平升高、抗米勒管激素水平升高、有胰岛素抵抗、月经周期延长或不规律，以及体外受精－胚胎移植过程中未成熟的卵子过多，那么补充 Myo-肌醇可能对你有所帮助（请参阅第 8 章）。第 6~10 章讨论了对每种情况帮助最大的、精准的营养素补充剂，第 11 章提供了总体营养素方案的示例。如果你抗米勒管激素水平偏低、患有年龄相关性不孕症、月经周期缩短或在体外受精－胚胎移植过程中取出的卵子很少，建议你阅读第 9 章关于补充脱氢表雄酮的内容。第 10 章介绍了一些你应避免或谨慎服用的补充剂。第 14 章将帮助你为冷冻胚胎移植做准备。如果你的卵巢储备功能弱，想探索额外的营养素补充剂和更先进的治疗方法，那么你可以在第 16 章中找到相关的介绍。

如果你存在习惯性流产

早期流产的潜在原因有很多，卵子质量差是主要原因之一。这是因为携带受损 DNA 或染色体数量异常的胚胎可能被移植并使女性怀孕，这些胚胎在妊娠前 3 个月的存活机会一般很小。在美国，胚胎染色体异常导致的流产病例在早期流产病例中占 40%~50%。正如第 1 章所解释的那样，这些胚胎染色体异常通常源于卵子，并且随着母亲年龄的增长其发生率变得更高。在本书中，你将了解染色体异常在排卵前和卵子成熟的最后阶段是如何发生的，以及你可以做些什么来降低下次怀孕发生染色体异常的风险。

研究表明，精子质量差增加了胚胎染色体异常的风险，可能是流产的另一个重要原因。如果你有两次或两次以上流产的经历而医生找不到原因，或者你知道是胚胎染色体异常导致的，那么你在再次尝试怀孕之前，请考虑遵循高级营养素方案至少 3 个月。你可以阅读第 5~7 章的常见营养素方案，营养素补充剂的种类和剂量会根据你的荷尔蒙水平状况而有所不同。如果你有胰岛素抵抗，或者在体外受精 – 胚胎移植中有很多未成熟的卵子，那么补充 Myo– 肌醇可能对你有所帮助，正如第 8 章所述。如果你抗米勒管激素水平偏低或有年龄相关性不孕，那么第 9 章关于脱氢表雄酮的介绍可能对你有所帮助。此外，请阅读第 10 章以了解应避免服用的补充剂和第 11 章关于营养素方案的总结。

多管齐下：除了服用补充剂，你还能做些什么？

在备孕、怀孕之路上，你遵循的营养素方案是个性化的，不过你仍要关注大家都会关注的其他事情，比如学习如何通过补充营养素纠正荷尔蒙失衡和提高卵子质量，特别注重血糖稳定和胰岛素平衡，增加营养密度，减轻炎症。这就是第 12 章的重点内容。

我将在第 13 章中讨论精子质量。如果检查结果显示你的配偶生育能力存在异常，或者你正在为体外受精 – 胚胎移植做准备，那么这一章对你而言尤其重要。所有夫妇都应该注意这一点，以尽可能提高受孕概率和降低流产风险。孕前服用补充剂、保持饮食健康、避免毒素暴露，这些对男性和女性而言一样重要。精子质量对于备孕的重要性也是一个长期被忽视的话题。

看完第13章，你将了解提高卵子质量、改善荷尔蒙平衡和提高精子质量所需的所有关键步骤。对许多人而言，这就足够了。读完第14章后，你就可以放下本书，全身心地将你所学到的知识付诸实践。但一些人可能需要更多的帮助。本书新增了一些章节来介绍当今更先进的检测方法和治疗策略，这些策略不仅致力于提高卵子和精子质量，还致力于消除导致不孕和流产的其他潜在因素。

免疫和移植因素

即使卵子和精子质量良好，一些夫妇仍在与原因不明性不孕、胚胎移植失败或反复流产作斗争。当不孕和流产的原因不是胚胎染色体异常或胚胎质量差时，备孕结果就与免疫功能、荷尔蒙平衡、凝血功能、子宫情况相关的一系列潜在因素（包括子宫内膜异位症、隐性感染、自身免疫病和子宫内膜存在瘢痕组织）有关。

如果你有原因不明性不孕，有胚胎移植失败、习惯性流产的经历，有自身免疫病或感染史，或者你的可移植胚胎数量极其有限，而你又希望获得相关问题的答案，那么你可以在第15章中找到与免疫和移植因素相关的高级检测、治疗方法的信息。

增强卵巢储备功能的方法

第 16 章介绍了一些可供卵巢储备功能弱或有年龄相关性不孕的女性借鉴的额外策略。这些策略也包括使用某些实验性和有争议的治疗方法，比如遵循生酮饮食、注射富含血小板的血浆、采用红光疗法和服用其他补充剂。其中一些策略尚未得到明确的临床证据支持，但它们受到了人们的关注。你可以通过阅读第 16 章了解自己还有哪些可选项，并做出明智的决定。

开始行动

读完全书后，你就可以制订改善荷尔蒙平衡、提高卵子和精子质量，以及有益于胚胎移植的明确方案。你可以获得对自己有利的信息，并在这个艰难的过程中享有一定的自主权——它将让你处于最佳状态，以维持你的卵子质量，并能够让你成功健康受孕。

你的第一步是理解卵子质量意味着什么以及染色体异常是如何发生的，这样你就可以清楚地知道你即将采取的营养素方案为何非常重要。这是第 1 章的重点内容。

目 录

目 录

第 一 部 分

将科研成果付诸实践

第 **1** 章

卵子质量

了解更多，方能做得更好。

——玛雅·安吉罗

随着年龄增长，女性的生育能力逐渐下降，主要原因是卵子质量下降。我们知道这一点，是因为使用捐赠卵子的大龄女性，其受孕概率与年轻女性相当。那么，到底什么是卵子质量呢？广义上讲，卵子质量指卵子受精后维持胚胎发育的潜能。不要小看这种潜能——绝大多数卵子都不具备这种能力。

卵子质量决定一切

对胚胎而言，受精后的头几周是最艰难的时期，许多胚胎会在该阶段停止发育。很多自然受孕的胚胎在女性得知自己怀孕前就已经丢失了。只有约 1/3 的受精卵能够存活并最终发育成熟。在体外受精－胚胎移植的过程中，这一比例更低，许多受精卵无法培育到第 5 天（即囊胚期），即使侥幸成功移植回子宫，这些胚胎也无法成功着床，从而导致体外受精－胚胎移植失败。

然而，上述问题并没有得到应有的关注，因为人们通常认为如何让卵子受精才是不孕女性面临的主要问题。因此，大多数与自然受孕相关的建议关注的基本都是排卵和受精的时机。这些建议其实都没能切中要害，因为相比于卵子受精，受精卵能否继续发育才是更应该引起重视的问题。卵子质量在决定受孕成功率和胚胎能否继续发育方面发挥着至关重要的作用，其中的奥秘就藏在卵子的 DNA 中。

虽然受精卵能否发育成活胎的影响因素有许多，但最主要的是每条染色体能否被正确地复制。卵子染色体异常对女性的生育能力有着重要影响，因为在受精开始后的每一个发育阶段，由染色体异常的卵子形成的胚胎都有很高的概率终止发育。卵子染色体异常可能表现为无法怀孕或早期流产。对许多不孕女性来说，卵子染色体异常是主要原因之一。

卵子质量差在受孕困难的女性中更普遍。有多次流产史和多次体外受精－胚胎移植失败（又称"反复种植失败"）史的女性以及多囊卵巢综合征患者的卵子染色体异常率很高。研究表明，有反复种植失败史的女性在接受体外受精－胚胎移植时出现胚胎染色体异常的比例高达 70%。

卵子染色体异常不仅影响受孕能力，还是导致流产的主要原因。流产是一种常见现象，据统计，10%~15% 的妊娠会以流产告终。但大多数流产都没有被察觉，因为它们发生得太早了，那时女性还没有任何反应，还不知道自己已经怀孕了。如果把这一因素考虑在内，那么就有高达 70% 的女性有流产的经历。导致流产率这么高的部分原因是，从女性受孕的那一刻起，一个针对染色体异常胚胎的持续筛选过程便开始了。

事实上，卵子染色体异常导致的流产比其他已知原因导致的流产的总量还要多。在一项针对有 2 次或 2 次以上流产史的女性的研究中，研究人员发现，41% 的流产是由卵子染色体异常引起的，而其他已知原因导致的流产的占比加起来还不到 30%。还有研究表明，超过半数的早期流产是由卵子染色体异常导致的。需要注意的是，这些研究针对的只是已经确认怀孕后的流产案例。如果我们把所有受精后发生的胚胎丢失都统计在内，那么染色体异常导致的流产可能更多。

你可能认为，对卵子染色体异常我们无能为力。但前沿研究表明，事实并非如此。卵子染色体异常的发生率与营养素、荷尔蒙和生活因素密切相关，而正如本书后面介绍的，这些因素都是我们可以控制的。例如，我们都知道唐氏综合征是由卵子染色体异常导致的。随着女性年龄增长和卵子质量下降，胎儿的唐氏综合征发生率通常也随之升高。发生唐氏综合征大多是由于母亲的卵子提供了 2 条 21 号染色体，从而导致胎儿拥有 3 条 21 号染色体。因此，唐氏综合征又被称为"21- 三体综合征"。

唐氏综合征只是卵子染色体异常的其中一种表现，但它广为人知，之所以这样，是因为胎儿的染色体虽然异常，但仍能发育到足月并顺利分娩。除了 21- 三体综合征，有 13- 三体综合征和 18- 三体综合征的胎儿也可以发育到足月，但会出现严重的、可危及生命的身体畸形。绝大多数存在染色体异常的胚胎一般会在着床的最初几天或几周内停止发育，导致早期流产，这就是我们很少注意到其他染色体异常的原因。

发生这些类型的遗传错误，是女性随着年龄增长生育率下降和流产率上升的主要原因。30 岁出头的女性 10%~25% 的卵子存在染色体异常。这一比例从 30 岁左右开始呈指数级增长。到 40 岁出头时，女性 50%~80% 的卵子可能存在染色体异常。

通过这些数据可知，遗传错误极为常见。即使你很年轻、没有任何生育问题，你也可能在数月的时间里无法正常受孕。如果你在某个月排出的卵子因染色体异常而无法正常受孕，那么即使你使用排卵测试试剂和基础体温曲线图寻找受孕时机，结果也不会不同；在下一个排卵周期获得健康卵子之前，你都无法怀孕。

换句话说，无论你是否年龄偏大、是否有生育问题、是自然受孕还是通过体外受精 - 胚胎移植受孕，你受孕、妊娠到足月，而后分娩的概率，在很大程度上取决于你的卵子质量，特别是染色体正常的卵子的比例。幸运的是，这并非完全不在你的掌控之中，你是可以改变这一比例的。

事实上，同龄女性染色体异常的发生率存在巨大差异。研究发现，在某些年龄，有些女性的卵子染色体异常率可能很高，而另一些女性的卵子染色体异常率可能很低。同一位女性在不同时期，其染色体正常的卵子数量差异也很大，这种情况在连续两个体外受精 - 胚胎移植周期中经常可以见到。有些研究人员认为，不同女性间以及同一位女性在不同时期的卵子质量差异是随机的、不可预测的，但我们知道这并非事实。

本书列出的很多研究成果表明，卵子质量差异并不是完全随机的，而是由多种外部因素决定的。

众多研究表明，避免暴露于某些毒素、纠正荷尔蒙失衡以及服用特定的营养素补充剂可以提高受精卵发育成优质胚胎的概率，提高胚胎着床率，降低发生早期流产的风险。一些可靠的科学研究发现，这些措施之所以能取得这样的效果，主要是由于降低了染色体异常卵子的比例。简而言之，卵子质量是你有能力改变的。

卵子染色体异常的发生机制

卵子的发育过程十分漫长，而且非常容易出错。在被排出之前，卵子已经存在了十多年，甚至数十年。卵子在女性出生时就已经形成了，并且一直处于休眠状态。从卵子休眠到准备排卵，大约需要 1 年的时间，卵子的发育其实基本是在排卵前的 4 个月内完成的。

在排卵前的 4 个月，数十个未成熟的卵子开始发育，但其中大多数会自然凋亡。每个排卵周期只有一个优势卵泡会发育成熟。这颗完全成熟的卵子会穿破卵泡排出，进入输卵管，准备受精。

卵子从早期发育到排卵之前那么长的时间里，有很多因素都可以导致其发生异常，这是正常衰老的一部分。传统观点认为，女性到 40 岁时，卵子染色体发生异常是必然的，而且没有什么可以逆转这一结果。但这种观点并不科学，因为大多数染色体异常发生在排卵前的一小段时间内，即"减数分裂后期"。

减数分裂出错会导致卵子染色体数量异常。在减数分裂过程中，经过精确复制的两组染色体排列在卵细胞中央，然后微管网络将一组染色体拉向卵子的一端，而另一组染色体则被推出卵子，形成所谓的"极体"。在一颗正在发育的卵子中，上述步骤会进行 2 次，即同样的染色体会有 4 条。如果上述过程

能够准确地进行，发育成熟的卵细胞内每种染色体应该只有
1 条。

如果上述过程的任何一个阶段出错，卵细胞内就会多出或
丢失 1 条染色体。虽然卵细胞的第一次减数分裂在女性出生前
就已经开始了，但染色体的大部分复制活动都发生在排卵前几
个月内。

最关键的一点，也是很多生殖医学专家没有意识到的一点
是，大多数卵子的染色体异常往往并不是随着女性年龄的增长
而在 30~40 年内逐渐累积的，而是发生在排卵前几个月内。换
句话说，衰老并不会直接导致染色体异常，衰老主要影响排卵
前卵子的发育环境。

这意味着，在排卵前改变卵子的发育环境可以提高卵子正
常发育的概率。也就是说，你现在采取的措施可以影响几个月
之后排出的卵子的质量，因为现在卵子中的染色体尚未出现
异常。

这就引出了两个基本问题——卵子在染色体数目异常的情
况下为什么还能发育成熟？对此，你又能采取哪些措施呢？本
书的各章内容对应这两个问题的不同方面，但它们都有一个共
同的主题，即卵子的能量来源。

卵子的能量生成机制

卵子需要大量的能量来保证染色体的正确复制与分离。而

卵子内部的能量生成机构会受女性年龄增长和其他外部因素影响而发生显著变化。这种机构便是几乎所有人体细胞中都存在的线粒体。线粒体就像微型发电站，将各种燃料转化成细胞可以利用的能量，即腺苷三磷酸（adenosine triphosphate，ATP）。

ATP是维持生命活动的能量，它可以为肌肉提供动力，使各种酶发挥作用，还可以为神经冲动提供能源。人体中的几乎所有生理过程的顺利进行都依赖于ATP。ATP也是卵子的主要能量来源。处于发育期的卵子拥有大量的线粒体，可以提供大量ATP。卵细胞也含有大量线粒体，其数量远超身体其他细胞所含线粒体的数量。卵子周围的卵泡细胞中也有很多线粒体，它们可以为卵子发育提供充足的能量。

但是，这些线粒体必须处于良好的状态才能制造出充足的能量。随着人年龄的增长，在氧化应激（详见第6章）的影响下，线粒体会受到损伤，其能量生成能力随之下降。在能量不足的情况下，卵子和胚胎的发育可能出错或停止。正如加拿大著名的生殖医学专家罗伯特·卡斯珀博士所言："大龄女性的生殖系统就像壁橱顶层架子上一个被遗忘的手电筒。当你在多年后偶尔发现它并按下开关时，它没有亮。不亮的原因并不是手电筒的电路出了什么问题，而是里面的电池没电了。"

越来越多的证据表明，卵子在必要的时候制造能量的能力对其以正确的染色体数量发育成熟至关重要。这也是保证胚胎在第1周顺利发育并成功着床的关键。

　　线粒体功能不佳可能是某些女性的卵子容易发生染色体异常或胚胎的发育潜能小的重要原因。本书后几章的内容会告诉你，你可以采取哪些措施来给线粒体补充燃料，以增加卵子的能量供应，但我们要先讨论一下可导致卵子在发育期间发生染色体异常的另一种因素——环境毒素。

第 2 章

保护卵子不受毒素伤害

> 归根结底，一切重大的变化都是由一件件日常小事积累起来的。
>
> ——艾莉·文森特

如果你想抓住最佳的受孕时机，生一个健康宝宝，那么你应该采取的第一个措施就是少接触某些会损害生育能力的毒素。大多数人对此有很多疑惑，接收了很多错误信息。你如果正在备孕，那么了解这方面的知识就非常重要。

你最需要注意的两类化学物质是双酚类物质和邻苯二甲酸酯。避免过量接触这些化学物质有助于保护发育中的卵子和精子，降低流产风险，并保护你未来宝宝的健康。

在我第一次在本书第 1 版中阐明这个话题后的 10 多年内，人们愈发深刻地意识到在备孕时避免接触这些化学物质的重要性。然而，许多人仍然不知道该从哪里着手，或者需要怎么做才能小心地避开。因此，他们常常陷入两个极端之一：要么根本不考虑这么做，因为它似乎太难了；要么紧张兮兮地担心每一件物品的每一种成分。

在本章中，我想向你澄清一些事实，这样你就可以对毒素问题采取一个合理的中间立场——不仅理解自己为什么需要做出一些改变来避免非常高的暴露水平，还理解为什么你不必担心每一种成分。

事实上，双酚类物质（如双酚 A）和邻苯二甲酸酯在我们身边无处不在，它们存在于食品、塑料制品和各种香氛产品中，从香水到织物柔顺剂再到清洁产品。含有双酚类物质和邻苯二甲酸酯的产品种类繁多，令人望而生畏，但你没有必要更换家中的每一种产品。

最近的研究表明，这些化学物质可能只会影响对其接触程度极高的夫妇的生育能力。因此，你的目标不是彻底改变生活方式，而是做出一些改变以最大限度地减小它们带来的负面影响。这不仅有助于保护卵子，让你的身体为健康受孕做好准备，而且还有额外的好处，那就是为你未来的宝宝打造一个健康无毒的家。

双酚类物质对生育能力的影响

双酚类物质和生育能力关系的揭开始于一个偶然的发现，这个发现非常出人意料，以至于研究人员在公开之前花了数年时间来验证他们的研究成果。1998 年，帕特里夏·亨特博士和她的研究小组在用小鼠研究卵子发育的影响因素时，发现了一个很不寻常的现象：发生染色体异常的小鼠卵子数量突然增加。

在小鼠中，通常只有 1%~2% 的卵子无法实现染色体中碱基的正确排列。然而，在亨特博士的实验室里，这一比例竟然高达 40%，并且还存在其他严重的染色体畸变。当这些染色体异常的卵子发育成熟后，染色体的数量就会出现异常。亨特博士说："我感到十分震惊，因为我没想到我们每天都会看到这种变化。"

研究人员对此进行了调查，最终找到了罪魁祸首。原来是实验人员在用清洁剂清洗塑料鼠笼和小鼠的饮水瓶时，双酚 A 从这些器具中渗出，导致小鼠双酚 A 暴露，进而引起卵子染色体异常的。实验人员更换这些塑料器具之后，卵子染色体异常的比例逐渐恢复到正常水平。

亨特博士的研究小组在多年之后才公布这一发现，因为双酚 A 对人类生育能力的影响会令人感到恐慌，研究人员希望通过更多的研究来确认这一结论。

为了证实双酚 A 暴露是导致卵子染色体异常的根源，研究人员给小鼠注射了一定剂量的双酚 A。结果，同样的情况发生了。经过持续数年的研究，研究人员最终确定，在卵子发育的最后阶段接触双酚 A，足以导致小鼠染色体异常。研究人员指出，双酚 A 暴露与人类生育能力存在明显相关性，因为小鼠和人类在染色体层面的生物学过程非常相似。

研究人员受到启发，继续探索，并很快找到了进一步的证据，即双酚 A 不仅对发育中的卵子具有毒性，还会导致调节生殖系统的荷尔蒙失衡。

在亨特博士及其研究小组取得上述研究成果之后的数年里，更多研究成果表明了双酚 A 对人类生育能力有明显的负面影响。在体外受精 - 胚胎移植中，2008—2012 年的诸多研究报告称，体外受精 - 胚胎移植前体内双酚 A 水平高的女性最终获卵数较少，胚胎数少，妊娠率低。当时，大多数备孕的女性都没有被告知这项重要的研究成果，这是我在 2013 年写本书第 1 版时特别想纠正的一个问题。

本书第 1 版出版后，情况有了显著改善。大多数人现在意识到双酚 A 是应该避免接触的物质，尤其是在备孕期间。为了满足消费者的需求，许多公司也开始逐步淘汰它。结果是，近年来人们的双酚 A 暴露程度显著降低，尤其是试图通过体外受精 - 胚胎移植受孕的女性。在现今标准的暴露程度下，双酚 A 可能不会对体外受精 - 胚胎移植的成功率产生负面影响，似乎只有异常高的暴露程度才会引起人们的关注。

一项同样让人感到欣慰的研究成果是，调整饮食和服用营养素补充剂可能影响双酚 A 与生育能力的相关性。美国哈佛大学公共卫生学院和美国疾病控制与预防中心的研究人员报告称，从食物中摄入较多的天然叶酸似乎可以抵消双酚 A 对体外受精－胚胎移植结果的大部分负面影响。

有趣的是，研究人员注意到，通过营养素补充剂补充叶酸并不能起到同样的作用。原因可能是大多数营养素补充剂只含有合成叶酸，合成叶酸的作用可能不如天然叶酸，或者可能是富含叶酸的食物中有其他化合物起到了保护作用。不管怎样，这项研究提供了多吃富含叶酸的食物（尤其是各种浆果、橙子、西蓝花、花椰菜、羽衣甘蓝、芦笋、牛油果和扁豆）的理由。

双酚 A 对流产的影响

即使我们现在有理由乐观地认为双酚 A 对生育能力的影响比过去小很多，但仍有必要谨慎一些。研究人员仍在研究双酚 A 暴露与流产的相关性。尽管只有双酚 A 暴露程度异常高才会引起人们的关注，可研究人员发现，体内双酚 A 水平高的女性流产的可能性几乎是其他人的 2 倍。

部分原因可能是染色体异常率增加，这与我们所知道的双酚 A 干扰了卵子发育过程中的染色体生物学过程这一结论相吻合。然而，这只是一部分原因，进一步的研究表明，即使胎儿染色体正常，体内双酚 A 水平较高的女性也更容易流产。

这可能是双酚 A 干扰孕激素信号的结果——在怀孕早期，孕激素信号对于子宫内膜的准备工作起着关键作用。双酚 A 也可能影响胎盘的发育。

为了消除这一风险，你需要做的就是让体内双酚 A 的水平降至正常。研究人员一致认为，流产率升高只在体内双酚 A 水平位于前 25% 的女性中才较为显著。为了提高受孕概率和防止流产，简单的方法就是避免暴露于高于正常水平的双酚 A 中。

在详细说明如何做到这一点之前，有必要先介绍邻苯二甲酸酯，这是另一类影响生育能力的化学物质。你所采取的减少双酚 A 暴露的实际行动对减少邻苯二甲酸酯暴露也有好处。

邻苯二甲酸酯对生育能力的影响

邻苯二甲酸酯是一类常被称为"增塑剂"的化学物质。它们可以使塑料变得坚固而有韧性，在发胶、指甲油等产品中起定型作用，还可以使香水的保质期更长。考虑到以上这些作用，邻苯二甲酸酯被广泛用于塑料制品和芳香产品就不足为奇了。就像双酚 A 一样，这类化学物质会破坏维持生育能力所需的荷尔蒙平衡。

邻苯二甲酸酯是"最恶劣的罪犯"，为了避免每天暴露于大量邻苯二甲酸酯中，你需要迅速降低这类化学物质在你体内的水平，为卵子的发育和未来的妊娠打造一个更安全的环境。

背景故事

20 世纪 90 年代就有证据表明，女性在孕期大量接触邻苯二甲酸酯会影响男婴的发育，导致他们的生殖系统发生特殊的生理变化。在公众的强烈抗议下，世界各国政府做出了回应，从儿童玩具开始禁止使用某些邻苯二甲酸酯。正如欧盟委员会在 1999 年所说，这项禁令旨在"保护我们当中最年轻和最脆弱的群体。我们收到了科学建议，邻苯二甲酸酯对人类健康构成了严重威胁"。

但是，禁止在儿童玩具中使用邻苯二甲酸酯不足以保护最脆弱的群体，因为这一做法几乎无法保证婴儿在出生前不接触邻苯二甲酸酯，而这些化学物质对胎儿产生的负面影响可能更大。研究发现，女性在孕期接触邻苯二甲酸酯可能损害胎儿的大脑发育，增加早产的风险。

幸运的是，近年来各国政府在解决这个问题上越来越积极主动，禁止在与食品接触的材料和个人护理产品中使用某些邻苯二甲酸酯。

这些限制可能还不够，因为一些产品仍然可以使用其他邻苯二甲酸酯替代被禁用的种类，但很明显，情况还是得到了改善。数据显示，在社会层面，邻苯二甲酸酯的总体暴露程度正在下降。在个人层面，你可以做得更多。通过对每天购买和使用的产品做出明智的决定，你有机会进一步保护自己的生育能力和未来孩子的健康。

邻苯二甲酸酯与抗氧化剂

邻苯二甲酸酯对生育能力影响程度的前沿研究成果令人困惑。一些研究发现，暴露在大量邻苯二甲酸酯中会显著降低精子质量，在体外受精－胚胎移植前，体内邻苯二甲酸酯水平较高的夫妇受孕的概率较低。然而，邻苯二甲酸酯与生育能力相关性的研究报告影响力很有限。

邻苯二甲酸酯对生育能力的负面影响可能源于促氧化剂和抗氧化剂整体失衡这一关键问题。邻苯二甲酸酯极可能削弱我们的天然抗氧化防御系统，从而损害卵子和精子。因此，邻苯二甲酸酯对特定个体的生育能力有多大影响可能取决于其他因素，这些因素会损害或增强特定个体的细胞抗氧化能力。

对受到氧化应激影响的夫妇，比如患年龄相关性不孕、子宫内膜异位症、多囊卵巢综合征的女性和出现生育能力异常（如精索静脉曲张）的男性，邻苯二甲酸酯可能产生更多的负面影响。在所有这些情况下，抗氧化防御系统不但重要，而且可能已经受到氧化压力的负面影响。另外，邻苯二甲酸酯对没有严重医疗问题、已经从食物和营养素补充剂中摄入很多抗氧化剂的夫妇的影响可能较小。

研究发现，孕期补充剂中含有锌元素和硒元素，它们是抗氧化酶的必要辅助因子，可以抵消邻苯二甲酸酯对生育能力的一些负面影响，这也支持了上述观点。补充抗氧化剂如 N- 乙酰半胱氨酸、维生素 C 和维生素 E 也可以获得同样的效果。

邻苯二甲酸酯与流产

你即使摄入了大量的抗氧化剂，并且不存在任何导致流产或不孕的因素，在备孕时也需要注意避免邻苯二甲酸酯暴露，因为接触邻苯二甲酸酯会导致流产风险增加。

大量研究表明，怀孕前体内邻苯二甲酸酯水平异常高的女性更容易流产，尤其是在妊娠 6 周之前发生早期流产。其中一种解释是，邻苯二甲酸酯暴露可能降低黄体酮水平，从而影响胚胎着床和胎盘发育。

邻苯二甲酸酯和流产的潜在关联虽然令人不安，但这种关联为备孕女性通过一些简单的改变提高受孕概率提供了机会。

如何减少毒素暴露？

双酚类物质和邻苯二甲酸酯存在于各种不同的物品中，从化妆品到清洁产品，从厨具到深加工食品。但前沿研究成果为我们找到最关键的暴露源提供了指导：我们只需改变自己吃的食物、厨房里使用的塑料制品，以及购买的化妆品和清洁产品，就可以避免体内双酚类物质和邻苯二甲酸酯水平异常高。

研究还表明，清除每个类别中问题最严重的产品，你体内双酚类物质和邻苯二甲酸酯的水平会迅速下降。清除多少暴露源取决于你想花多少精力在备孕上，是一次更换某个类别的某个产品，逐步完成清除，还是一次性更换所有类别的问题产品。不管怎样，从最重要的类别——食物开始更有意义。

第一类：食物

你要明白，健康比包装更值得关注。

随着各国逐步不再在消费品中使用双酚类物质和邻苯二甲酸酯，问题已经转移到另一个令人惊讶的来源上了。如今双酚类物质和邻苯二甲酸酯暴露的最大来源是食物，特别是快餐和深加工的食品。造成这种情况的原因可能是食品加工过程中用到了塑料。

食品的加工程序越多，与塑料制品接触的时间就越长。在工厂和快餐连锁店，塑料容器经常用热水和强力清洁剂定期清洗，使用经过强力清洁剂清洗的容器时，你就如同那些暴露在双酚 A 中的小鼠。

因此，减少双酚类物质和邻苯二甲酸酯暴露最有效的方法之一，就是多选择由天然成分制成的轻加工食品。这并不意味着完全不吃加工食品，只是在可能的情况下，你应该尽量选择更完整、更天然的食物。这种转变将让你吃的食物的营养密度更高，让你的血糖控制能力更好，这两者都有助于维持荷尔蒙平衡和生育能力。

食品的塑料包装通常会引起人们的担忧。研究人员发现，新鲜水果、蔬菜、肉类和干货的塑料包装中的化学物质似乎不会大量转移到食物中。通过少吃深加工的食品，即使你仍然吃塑料包装的食品，你也可以显著降低双酚 A 的暴露程度。一项针对这个问题的研究得出了以下结论："加工——而不是包装——是最关键的污染源。"然而，一些研究确实表明有些商品的包装是值得你注意的。

如何避免接触塑料？

具体而言，我们应该注意避免使用塑料瓶装的食用油、醋、酱汁等调味品。这是因为，脂肪或酸含量高的液体可以使双酚 A 和邻苯二甲酸酯更容易从塑料中析出。因此，购买玻璃瓶装的油和酱汁是明智的。保质期也很重要。与新鲜的牛奶、酸奶等相比，用塑料包装的已存放数月甚至数年的食品问题更大。

高温是导致化学物质从塑料中迅速析出的另一个因素，所以，建议你将吃塑料盒装的外卖食品的频率降到最低。如果你坚持吃外卖食品，更好的选择是吃沙拉、寿司或在用纸餐盒容器装食物的餐馆点餐。

用一次性纸杯喝热咖啡的行为处在灰色地带。研究人员目前尚不清楚这类杯子内壁的塑料涂层含有多少双酚类物质或邻苯二甲酸酯，但发现塑料涂层在热咖啡中会迅速分解，释放出微塑料。我们还不知道这是否会引起问题，但为了安全起见，如果你一定要使用一次性纸杯，建议用它来装冰咖啡，或者最好使用自己的不锈钢杯盛放热咖啡。

金属易拉罐罐头

还有一类包装食品值得你注意，那就是金属易拉罐罐头，包括罐装食品和罐装饮料。尽管现在许多罐头都标明不含双酚A，但研究人员发现，金属易拉罐罐头仍然是双酚 A、双酚 S、双酚 F 等双酚类物质的主要来源。

如果你经常吃金属易拉罐盛装的食品，比如豆类、金枪鱼或切碎的西红柿罐头，那么你需要把这些食品换成新鲜的、冷冻的天然食物，或者选用玻璃罐、纸袋、铝箔袋包装的轻加工食品。避免选择像西红柿这样的酸性食物做成的罐头尤其重要，因为酸会促使化学物质从罐头的金属内壁析出。豆类罐头的问题相对较少，但如果你有时间，最好还是吃冷冻或用高压锅压熟的干豆。

易拉罐和塑料瓶哪个更好？

关于罐装饮料是否值得关注，目前的研究得出了相互矛盾的结论。玻璃瓶是最安全的选择。如果你要在金属易拉罐饮料和塑料瓶饮料之间做出选择，研究表明你最好选择塑料瓶饮料，尽管塑料瓶在长时间存放后，会向饮料中释放少量的邻苯二甲酸酯。出于这个原因，你最好从商品流通快的商店购买瓶装水，这种瓶装水一般不会储存太久。

与其他食品一样，饮料的成分和加工程度比包装更值得重视。塑料瓶装水比碳酸饮料或其他深加工的玻璃瓶装水好很多。当你在家的时候，最好的选择是饮用经过过滤的自来水，如果你的过滤器可以去除许多公共供水系统中的化学物质就更好了。人们很少担心自来水过滤器中的塑料部件，因为大多数公司使用的是更安全的塑料部件，不会将其用于加热，也不会让水长时间与其接触。

票据中的双酚 A

双酚 A 的另一个潜在来源是纸质票据，但这可能只是在工作日处理票据的人需要面对的问题。最近的研究表明，偶尔在购物时处理票据不会对你体内整体的双酚 A 水平产生显著影响。如果你在零售店工作，或者需要经常处理打印在热敏纸上的票据，那么最好的解决办法就是在拇指和食指上戴上橡胶保护套。它们是为了夹住钞票和防止被纸划伤而设计的，所以用起来不会不方便。

第二类：厨具

要弄清楚厨房里哪些塑料物品需要更换，关键在于了解这些物品是否会与加热的食物或饮料接触很长时间。通常而言，以下物品的材质需要你特别注意：

- 咖啡机；
- 咖啡杯；
- 可重复使用的食品储存容器；
- 茶壶；
- 漏勺；
- 热汤或酱汁的搅拌器。

对这些物品而言，玻璃和不锈钢材质是最好的选择。制作咖啡时，可选择的不锈钢器具包括法式滤压壶、手冲咖啡滤杯或经典渗滤式咖啡壶。

有时，塑料厨具会更实用，在这些时候，你有必要知道哪种类型的塑料是最安全的。对砧板或储存干货、冷食的容器而言，最好的塑料是聚丙烯（也被称为"PP"或"5 号塑料"）或高密度聚乙烯（也被称为"HDPE"或"2 号塑料"）。硅胶厨具比塑料厨具更安全，然而我不建议你使用硅胶烤垫，因为它在加热很长时间后也会析出化学物质。一些著名的密封塑料袋公司和保鲜膜公司声称自己的产品不含双酚类物质和邻苯二甲酸酯，但你最好让食物冷却之后再接触这些塑料制品。用微波炉加热食物时也不要将塑料保鲜膜覆盖在食物表面，而要选用耐高温、防喷溅的微波炉专用玻璃盖。

第三类：化妆品及个人护理产品

邻苯二甲酸酯曾经是许多化妆品和个人护理产品的关键成分，从指甲油到头发定型产品都含有这类物质。值得庆幸的是，时代变了，制造商已经生产了许多不含这类化学物质的产品。美国食品药品监督管理局的监测证实，在美国，近年来邻苯二甲酸酯在化妆品中的使用量已大幅减少。

然而，这种改善并没有发生在所有产品中。尽管越来越多的产品没有检测出邻苯二甲酸酯或检测到的含量极低，但大多数香水的邻苯二甲酸酯含量仍然极高。这可能是因为邻苯二甲酸酯是香气的良好溶剂，有助于香气留存。标签管理中的漏洞使得不少公司仍在香水中添加邻苯二甲酸酯，并简单地在成分表中将其列为"香料"。在欧洲，尽管多年前大多数邻苯二甲酸酯就已经被禁止使用在个人护理产品中了，但香水中仍然含有大量的邻苯二甲酸酯。

最终的结果是，经常接触香水会大幅提高体内的邻苯二甲酸酯水平。2020 年的一项研究发现，喷古龙水的男性特定邻苯二甲酸酯的暴露水平是从不喷古龙水的男性的 8 倍，而这会使精子密度下降很多。

好消息是，你可以通过停止使用香水来降低邻苯二甲酸酯的暴露程度，这可能提高你的生育能力。你如果想更进一步，可以选择无香气的护肤品和护发产品，以取代有香气护肤品和护发产品。身体乳应比其他产品更受你重视，因为它的涂抹面积更大，这为化学物质被身体吸收提供了更多的机会。

其他可能导致邻苯二甲酸酯暴露的罪魁祸首包括口红和睫毛胶，在这些产品中添加邻苯二甲酸酯可以帮助产品粘在皮肤上。理论上，含有邻苯二甲酸酯的产品的成分表中应有下列名词、缩写之一：

- 香料；
- 邻苯二甲酸二乙酯或 DEP；
- 邻苯二甲酸二丁酯或 DBP；
- 邻苯二甲酸二甲酯或 DMP；
- 邻苯二甲酸二（2- 乙基己基）酯或 DEHP。

现在大多数知名指甲油品牌都声称自己的产品不含邻苯二甲酸酯，但指甲油含有许多其他可疑化学物质。如果你一定要使用指甲油，最好选择成分无毒的。或者，你可以使用由天然成分构成的指甲护理液，在不接触化学物质的情况下让指甲看起来很干净。

在选择更安全的护肤品时，要注意的另一种成分是防腐剂——对羟基苯甲酸丙酯，它与卵巢储备功能减退有关。过去10年的大量研究表明，体内对羟基苯甲酸丙酯水平较高的女性往往卵泡数量较少，促卵泡生成素水平较高。幸运的是，许多制造商现在已经停止使用对羟基苯甲酸丙酯，并选择了更安全的防腐剂，但对经常使用的产品，你有必要检查一下成分表中是否有对羟基苯甲酸丙酯。

第四类：清洁产品

更换清洁产品比升级护肤品更重要。有两个微小改变可以产生重大影响。第一是停止使用室内香精，包括直插式香熏机、香精蜡烛和空气清新剂。它们可能含有高浓度的邻苯二甲酸酯。第二是停止使用织物柔顺剂、干燥剂或干燥片。

织物柔顺剂不仅含有高浓度的邻苯二甲酸酯，还含有一类被称为"季铵化合物"的化学物质。在动物研究中，这类化学物质被发现会损害雄性动物和雌性动物的生育能力。更好的选择是用天然羊毛干衣球替代干燥剂或使用稀释过的醋来软化织物（使用浓醋可能损坏洗衣机）。

季铵化合物也是消毒剂（如来苏尔）中的活性成分，在成分表中标注为"苯甲氯铵""苄基氯化铵"或"烷基（C_{12}、C_{14}或 C_{16}）"。比较安全的消毒剂是酒精、过氧化氢和醋。

在更换清洁产品方面，做出多大的改变完全由你决定。我通常使用传统品牌的无香气洗衣粉。

开始使用无香气产品后，你会很自然地开始怀疑自己周围香气的来源，可能是别人的香水，也可能是你工作场所中的空气清新剂。偶尔的毒素暴露不会对身体产生重大影响，这通常不值得担心。如果你每天都闻到某个固定来源散发的浓郁香气，并且你正好处于闻到香气的位置，那么你可以温和地对使用香气产品的人表达你对香气很敏感。由合成化学物质制成的香水通常会引发头痛、过敏和哮喘，更遑论其对生育能力的潜在影响了。

妊娠期双酚类物质和邻苯二甲酸酯暴露

在备孕的同时打造一个无毒的家，会让你在孕期获益更多，以保护你未来宝宝的健康。正如研究邻苯二甲酸酯和生育能力关系的重要人员——莎娜·斯旺博士所说的那样："我认为我们现在的很多数据都表明，环境化学物质暴露可以而且确实会降低精子数量，影响受孕时间，增加妊娠早期胎儿丢失概率，并影响妊娠结局。我们需要进行更多研究吗？当然，我们会做。我们是否已经有足够多的研究成果，能否根据这些信息采取行动？我认为答案是肯定的。"

孕期少接触双酚类物质（如双酚 A）和邻苯二甲酸酯（如邻苯二甲酸二酯）似乎对婴儿的大脑发育特别有益。研究表明，如果孕妇体内这些化学物质的水平较低，婴幼儿的行为障碍就较少，语言发育就更好。在孕期少接触邻苯二甲酸酯还可能有助于预防早产，降低罕见的男婴生殖系统异常的风险。

行动方案

我们可以通过以下方式最大限度地减少双酚 A 和邻苯二甲酸酯暴露，以保护生育能力和改变妊娠结局：

- 使用完整的、天然的食材在家里做饭；
- 尽量少吃罐装食品和深加工食品；
- 在加热食物或饮料时，用玻璃或不锈钢厨具代替塑料厨具；
- 避免使用香水、空气清新剂、某些消毒剂和织物柔顺剂；
- 用无香气的产品取代有香气的产品。

第 **3** 章

影响生育的其他因素

> 如欲有所发现，就要见人之所见、想人之未想。
>
> ——奥尔贝特·圣吉尔捷

你如果受孕有困难，或者有过一次或多次流产经历，就应该去医院做检测，看是否存在一些被忽视的问题，比如维生素 B_{12} 缺乏、维生素 D 缺乏、甲状腺功能减退。这些问题与不孕和习惯性流产密切相关，而检测结果中的正常水平可能与生育要求达到的理想水平大不相同。这些问题涉及的任何一个因素都可能是你忽略的，一旦纠正，你健康受孕的机会将大大提高。

因素 1：维生素 B_{12} 缺乏

维生素 B_{12} 对生育和预防流产至关重要，但不幸的是，维生素 B_{12} 严重缺乏很常见。人们很少发现自己存在这种情况，或者只有在流产（其实这是可以预防的）后才发现。

维生素 B_{12} 缺乏经常被忽视的原因包括以下几个。其一，许多人认为均衡饮食和按照孕期推荐的每日摄入量充分补充多种维生素，就不可能存在维生素 B_{12} 缺乏。这是错误的，原因将在下文讨论。

其二，血液中维生素 B_{12} 水平在正常范围内时，人们可能忽视自身的功能缺陷，也就是说，细胞可能无法充分获取和利用维生素 B_{12} 来实现生理功能。

维生素 B_{12} 缺乏的部分原因是血液中被认为处于正常范围的维生素 B_{12} 水平实际上太低了。医生通常只在体内总维生素 B_{12} 水平低于 200 pg/mL 时下维生素 B_{12} 缺乏症的诊断。但研究发现，许多人体内的维生素 B_{12} 水平在 200~350 pg/mL，这实际上意味着很多人存在维生素 B_{12} 缺乏的情况。美国著名的马萨诸塞州总医院对进行体外受精 – 胚胎移植女性进行的一项研究发现，血清维生素 B_{12} 水平超过 700 pg/mL 时活产率最高。

也许，更重要的是，这种检测血液中维生素 B_{12} 水平的常规方法并不能准确检测出细胞中维生素 B_{12} 的水平。可能血液

中维生素 B_{12} 水平正常或高于正常范围，而被测者存在维生素 B_{12} 吸收障碍。这是因为维生素 B_{12} 通常与食物中的蛋白质紧密结合，没有生物活性，而维生素 B_{12} 在进入人体后需要经历一系列生物转化过程才能发挥其应有的生理作用，这些生物转化过程发生问题会导致人体出现维生素 B_{12} 吸收障碍。

因此，评估身体是否有足够多的维生素 B_{12} 来执行必要的排毒功能更有意义。这可以通过检测正常新陈代谢产生的一种毒素的水平来完成，这种毒素叫作甲基丙二酸。这种毒素通常在维生素 B_{12} 的帮助下被分解。如果甲基丙二酸高于正常水平，就说明被测者存在维生素 B_{12} 缺乏。另一种类似的标志物是同型半胱氨酸。不过，同型半胱氨酸水平高的原因既可能是维生素 B_{12} 缺乏，也可能是叶酸缺乏或有其他问题，所以与测量甲基丙二酸水平相比，测量同型半胱氨酸水平有一定的局限性。

提示维生素 B_{12} 充足的指标

最准确的检测值：血清甲基丙二酸水平小于 366 pg/mL。

其他检测值：

• 总维生素 B_{12} 水平大于 350 pg/mL；

• 活性维生素 B_{12}（Holo-Tc，即全反钴胺素）水平大于 81.3 pg/mL；

• 同型半胱氨酸水平小于 1 217 ng/mL。

发现并纠正维生素 B_{12} 缺乏是非常有意义的，因为在缺乏维生素 B_{12} 的情况下，代谢毒素会累积并损害卵子，增加流产风险，并引发妊娠并发症。

很多人即使服用了含有大量维生素 B_{12} 的复合维生素补充剂，也很可能缺乏维生素 B_{12}。之所以如此，是因为人体吸收维生素 B_{12} 并将其转化为活性形式需要许多步骤，并且受到以下诸多因素的影响：

• 出现基因变异（尤其是 *MTHFR* 基因和与维生素 B_{12} 转运蛋白相关的基因）；

• 胃酸水平低；

• 使用治疗胃酸反流的药物；

• 使用二甲双胍；

• 患自身免疫病（如乳糜泻或克罗恩病）；

• 有其他肠道问题，比如小肠细菌过度生长。

孕期复合维生素补充剂中的维生素 B_{12} 剂量可能比一般推荐的每日摄入量高。如果你存在上述问题，或者你的饮食主要以植物性食物为主，那么一般推荐剂量通常不足以纠正维生素 B_{12} 缺乏。

如果你有以下任何症状或并发症，那么检测维生素 B_{12} 水平就尤为重要：

• 感到虚弱、疲劳或头晕；

• 心悸；

• 呼吸急促；

• 口腔溃疡；

• 感到麻木或刺痛；

- 抑郁或失忆；
- 偏头痛；
- 原因不明性不孕；
- 习惯性流产；
- 胎儿神经管畸形。

如果你存在维生素 B_{12} 缺乏，那么纠正这个问题可以帮助你更快受孕，并降低出现一系列妊娠并发症的风险。最近的一项研究发现，在体外受精－胚胎移植前服用维生素 B_{12} 补充剂的女性受孕率更高。纠正由维生素 B_{12} 缺乏引起的同型半胱氨酸水平高可以降低早孕流产、胎儿神经管畸形和低出生体重的风险。

如果你存在与叶酸代谢相关的 *MTHFR* 基因变异，比如 *A1298C* 基因或 *C677T* 基因突变，那么纠正维生素 B_{12} 缺乏尤为重要。叶酸和维生素 B_{12} 在生理功能方面紧密交织、相互关联，*MTHFR* 基因位点变异可能降低维生素 B_{12} 的可用性。例如，研究发现，在 *C677T* 基因纯合子人群中，维生素 B_{12} 缺乏症的发生率是普通人群的 4 倍。此外，*MTHFR* 基因变异可能导致同型半胱氨酸水平升高，放大维生素 B_{12} 缺乏的后果。

纠正维生素 B_{12} 缺乏

长期以来，纠正维生素 B_{12} 缺乏的最佳方法一直存在争议，许多人认为吞服片剂无效，需要使用注射剂或含片。这是有一定道理的，因为缺乏维生素 B_{12} 的主要原因之一是消化系统吸收不良。但数据显示，吞服片剂实际上是有效的。营养素补充剂中的维生素 B_{12} 剂量足够高似乎可以弥补吸收不良的问题。

许多比较吞服片剂、注射剂和含片效果的研究发现，只要摄入的是活性形式的维生素 B_{12}，并且每天剂量至少为 1 000 μg，那么对大多数人来说，这三种制剂的效果是相似的。

氰钴胺是营养素补充剂中维生素 B_{12} 的标准形式之一。不推荐选择这种形式是因为它没有生物活性，有些人可能难以将其转化成天然的、有生物活性的形式。

人体中有三种天然形式的维生素 B_{12}：羟钴胺、腺苷钴胺和甲钴胺。这些形式的维生素 B_{12} 具有不同的活性，比如甲钴胺参与解毒，腺苷钴胺参与线粒体内的能量生成。身体可以根据需求让不同形式的维生素 B_{12} 相互转换。所有形式的维生素 B_{12} 都会被分解成相同的核心化合物，然后进入细胞，按照细胞所需的特定比例转化为腺苷钴胺和甲钴胺。因此，补充这三种天然形式的任何一种都是有效的。

然而，有些人可能更容易接受其中某一种形式的维生素 B_{12}。补充高剂量甲钴胺有时会引起焦虑、皮肤瘙痒、心跳加速或头痛。考虑到这一点，一开始先补充羟钴胺或结合了羟钴胺和腺苷钴胺的复合制剂可能是更好的选择。

治疗维生素缺乏症所需的补充剂剂量远远高于一般推荐的每日摄入量，因为即使没有任何影响身体吸收维生素的特定因素，补充剂中也只有 1%~2% 的维生素被吸收。如前所述，研究发现每天摄入 1 000~2 000 μg 维生素 B_{12} 才能弥补维生素

B_{12} 缺乏症的缺口。一些医生建议从每天 4 000~5 000 μg 开始补充维生素 B_{12}，持续 1 个月，以快速补充肝脏中维生素 B_{12} 的储备，然后长期维持每天 1 000 μg 的剂量。

如果你无法进行相关检测，并且有缺乏维生素 B_{12} 的症状或风险，那么你最好补充维生素 B_{12}，而非执着于通过做检测找出答案。因为缺乏维生素 B_{12} 会给受孕带来很大问题。如果维生素 B_{12} 的摄入量超过了自身需求，那么大部分多余的维生素 B_{12} 会被排出体外，剩下的则会用来补充肝脏中维生素 B_{12} 的长期储备。

理想情况下，你应该在备孕时扩大维生素 B_{12} 的储备，然后在妊娠期减少维生素 B_{12} 的摄入量。早期的研究报告显示，妊娠期血液中维生素 B_{12} 水平过低和过高都可能使新生儿患孤独症的风险轻度增加。这个结论存在很大的争议，实际上，两者可能根本不相关。然而，这一争议为你在备孕时扩大维生素 B_{12} 的储备提供了更充分的理由。你可以在妊娠期服用剂量较低的维生素补充剂（如孕期复合维生素补充剂），让你的身体在需要的时候从肝脏中提取储存的维生素 B_{12}。这实际上是在依靠身体的运转机制来调节重要维生素的水平，你只需要提前补充维生素 B_{12} 储备，身体就可以自行调节维生素 B_{12} 水平了。

因素 2：维生素 D 缺乏

关于维生素 D 的研究越多，人们就越感到困惑，为什么这种化合物会有非常广泛的作用。过去数年里的研究表明,维生素 D 水平足够高可以显著降低患乳腺癌和一系列自身免疫病的风险,同时还可以预防感染。研究发现,维生素 D 水平较高可以将因新型冠状病毒感染住院或死亡的概率降低近一半。虽然有关维生素 D 对生育能力影响的研究才刚刚起步,研究结论存在差异,但已有部分研究表明,维生素 D 可能在保护生育能力方面发挥着重要作用。

最引人注目的研究之一是美国哥伦比亚大学和南加利福尼亚大学的研究人员对 200 名接受体外受精 – 胚胎移植的女性体内的维生素 D 水平进行了测定。结果发现,在白种人中,体内维生素 D 含量充足的女性,其妊娠率是维生素 D 缺乏者的 4 倍。

此前的一项研究发现,维生素 D 水平高的女性妊娠率为 47%,而维生素 D 水平低的女性妊娠率只有 20%。另一项研究表明,维生素 D 水平较高的女性卵子的受精率和受精卵的着床率都较高。这些证据确实表明维生素 D 水平较高或服用维生素 D 补充剂的女性,其受精率、着床率和妊娠率更高。

研究人员怀疑维生素 D 的主要作用之一是使子宫内膜更容易受孕。维生素 D 在卵巢的荷尔蒙信号传导过程中起着关键作用。这可以解释为什么卵巢储备功能较弱的女性(如抗米勒管激素水平较低的女性)在提高维生素 D 水平后,抗米勒管激素水平往往会有所提升。

正如第 15 章详细介绍的那样,如果你有原因不明性不孕或胚胎移植失败的经历，那么补充维生素 D 可能特别有用，因为这些问题通常涉及免疫系统失衡或隐性感染。因为补充维生素 D 既能增强抗感染能力，又能减轻不必要的炎症，所以提高你的维生素 D 水平对解决生育问题非常有帮助。

维生素 D 与流产

补充维生素 D 对预防流产也很重要。在一项临床研究中，对于移植基因正常的冷冻胚胎的女性，维生素 D 缺乏者的流产率为 27%，而维生素 D 充足者的流产率仅为 7%。

这种明显的差异还可能与维生素 D 调节免疫系统的出色能力有关。虽然许多早期流产是染色体错误所致，但当流产发生于基因正常的胚胎时，罪魁祸首最可能是免疫系统异常。免疫系统异常可能是女性受到感染或自身免疫抗体异常引起的，也可能没有明确理由。研究表明，补充维生素 D 有助于减少与习惯性流产相关的免疫因素，比如自然杀伤细胞过度活跃、自身免疫抗体和全身炎症标志物过度生成。

重要的是，补充维生素 D 以降低流产风险的关键时间是在受孕前。美国国立卫生研究院和约翰·霍普金斯大学的研究人员发现，受孕前摄入足够的维生素 D 与流产率下降有关，而在怀孕 8 周时维生素 D 的摄入量大小对降低流产风险几乎没有影响。

抓住这个孕前的窗口期对降低患妊娠并发症（如先兆子痫和早产）的风险也很重要。先兆子痫是妊娠高血压的严重并发症，对孕妇和胎儿而言都是非常危险的。越来越多的证据表明，摄入充足的维生素 D 是预防先兆子痫和早产最有效的方法之一，但抓住时机很重要。你如果等到怀孕后才开始解决这个问题，就可能太晚了。

美国南卡罗来纳医科大学的两位维生素 D 研究专家布鲁斯·霍利斯博士和卡罗尔·瓦格纳博士表示："维生素 D 补充剂需要在受孕前尽早服用。事实上，在孕前补充维生素 D 对预防先兆子痫起到的最大限度的保护作用，对孕妇和胎儿而言是至关重要的。"

维生素 D 的最佳范围和剂量

最佳范围：至少为 40 ng/mL。

尽管现在人们对维生素 D 在生育能力和孕期健康中发挥的作用有了更多的认识，但目前的维生素 D 水平参考标准依然偏低，因为有两个要点经常被忽视。

其一，生育所需保持的维生素 D 理想水平明显高于"正常"水平。维生素 D 水平的常规标准是 20 ng/mL，这是基于预防佝偻病所需的量；佝偻病是一种由维生素 D 严重缺乏引起的骨骼疾病。根据霍利斯博士和瓦格纳博士的说法，数十年来，研究人员一直忽视维生素 D 在骨骼健康中发挥的作用以及其他基本功能，包括调节荷尔蒙和免疫系统。他们认为："最重要的是，维生素 D 很可能改变出生结局。"

为了降低流产、早产和先兆子痫的风险，霍利斯医生、瓦格纳博士和其他人认为，备孕女性体内的维生素 D 水平应该超过 40 ng/mL。

绝大多数发达国家女性体内的维生素 D 远远低于这一水平，而达到该水平通常只能通过每日阳光照射或每天服用至少 4 000 IU 的维生素 D 补充剂来实现。随机临床研究报告提示在孕期使用这个剂量无不良反应。

其二，如果你有任何与炎症或自身免疫相关的疾病，比如甲状腺疾病、子宫内膜异位症或习惯性流产，那么在备孕期补充更高剂量的维生素 D 可能有所帮助。为了更好地调节免疫系统，维生素 D 的理想水平可能至少为 60 ng/mL，许多人通常需要每天补充至少 5 000~6 000 IU。

为了从补充剂中最大限度地获益，最好选择油基配方的维生素 D_3 制剂（无论是滴剂还是软凝胶胶囊），而非固体片剂，并随富含维生素 K_2、脂肪的膳食服用。这可以显著提高维生素 D 的吸收率，因为它是一种脂溶性维生素。

因素 3：甲状腺功能减退

大多数医生现在都认识到，备孕人群需要检测甲状腺功能，这很重要，但医生们通常只检测促甲状腺激素水平这一项指标，如果水平正常就不再检测了。不过，你如果存在原因不明性不孕、流产或卵巢储备功能减退，就需要检测具有生物活性的甲状腺激素和甲状腺抗体的水平，这可以帮助你更全面地了解甲状腺的健康状况。

促甲状腺激素水平随着甲状腺功能减退而上升，因此其高于正常范围就表明存在甲状腺功能减退。甲状腺功能减退通常是自身免疫抗体与甲状腺中一种或多种蛋白质结合导致的。内分泌学家认为，促甲状腺激素水平低于 4.5 mIU/L 是正常的，但数据显示，在受孕时，促甲状腺激素水平最好低于 2.5 mIU/L。生育专家认为促甲状腺激素水平接近 1 mIU/L 是理想的；研究表明，促甲状腺激素保持在这一水平可以缓冲在怀孕早期经常发生的甲状腺功能减退。

游离 T_4 和游离 T_3 代表循环甲状腺激素。两者的水平均低于正常范围是在提示甲状腺功能减退。这对了解促甲状腺激素水平是否处于临界状态特别有用。有时，即使促甲状腺激素水平正常或接近正常范围，游离 T_4 和游离 T_3 的水平也可能较低。

如果荷尔蒙检测结果提示甲状腺功能减退，你就可能需要与医生讨论使用治疗药物。甲状腺功能即使轻微变弱也可能导致不孕和流产，特别是体内存在甲状腺抗体时。

治疗甲状腺功能减退的经典药物是左甲状腺素，身体会将其转化为具有生物活性的甲状腺激素。针对甲状腺功能减退女性的一项小型研究发现，这些女性备孕的平均时间接近 3 年，84% 的女性在接受左甲状腺素的治疗后怀孕了。治疗甲状腺功能减退还可以提高体外受精 – 胚胎移植的成功率，降低流产率。

如果你的甲状腺激素水平正常，但甲状腺抗体异常偏高，那么你是否需要接受药物治疗就值得商榷了。关于这一问题的早期研究表明，使用左甲状腺素可以降低甲状腺激素水平正常、甲状腺抗体水平异常女性的流产率和妊娠并发症发生率。现在情况变得不那么明朗了。多项大型随机研究表明，当甲状腺抗体呈阳性但甲状腺激素水平正常时，使用甲状腺激素药物对预防流产没有帮助。

美国甲状腺协会已经认识到了数据的不一致，但仍然支持治疗，指出考虑到左甲状腺素的安全性，"在妊娠早期，特别是在不明原因流产情况下，可以考虑给予曾反复流产的女性左甲状腺素"。

你如果体内的甲状腺抗体水平偏高，并在与原因不明性不孕、卵巢储备功能减退或习惯性流产作斗争，那么从免疫的角度采取行动有益于解决这个问题。关于免疫相关因素对备孕造成的影响，我将在第 15 章重点讨论。此外，检测硫酸脱氢表雄酮水平和睾丸荷尔蒙水平尤其重要，因为患有甲状腺自身免疫病的女性脱氢表雄酮水平更可能偏低。补充脱氢表雄酮（如第 9 章所述）可以显著改善一些患有甲状腺自身免疫病女性的卵巢功能，也有助于降低其体内的甲状腺抗体水平。

甲状腺功能指标的最佳范围

- 促甲状腺激素水平为 0.5~2.5 mIU/L。
- 游离 T_4 水平至少为 1.1 ng/dL。
- 游离 T_3 水平至少为 3.2 pg/mL。
- 反向 T_3 的水平与促甲状腺激素的水平比例低于 10：1。

•甲状腺过氧化物酶抗体水平低于 9 IU/mL 或检测结果呈阴性。

•甲状腺抗体水平低于 4 IU/mL 或检测结果呈阴性。

行动方案

备孕时，人们通常会忽略重要的实验室检测结果，并且将检测结果与一般的正常范围进行比较，而结果在正常范围可能并不符合生育的需求。为了排除可能阻碍健康受孕的不良因素，你可以考虑接受以下检测：

•维生素 B_{12} 缺乏检测；

•维生素 D 缺乏检测；

•甲状腺功能检测，包括测量具有生物活性的甲状腺激素和甲状腺抗体的水平。

将你的检测结果与生育所需的最佳范围而不是一般的正常范围进行比较才对你有帮助。

第 **4** 章

荷尔蒙实验室检测

控制你的荷尔蒙就是在控制你的生活。

——巴里·西尔斯

荷尔蒙和卵子质量有着错综复杂的联系。大脑、卵巢和肾上腺会产生一系列荷尔蒙，以协调卵子发育的复杂过程。荷尔蒙检测不仅可以揭示你的卵巢功能，指导你补充提高卵子质量的营养素，还可以为其他治疗策略提供重要线索。

在理想情况下，经验丰富的医生会为你安排荷尔蒙检测，并向你解释检测结果。然而，并不是每个人都能得到这样的指导。生殖中心门诊很难预约，这很常见。医生为你安排实验室检测但不解释检测结果，这也很常见。本章旨在帮助你初步了解荷尔蒙失衡的一些常见表现，以及荷尔蒙失衡与本书讨论的营养素的关系。

抗米勒管激素

最佳范围： 1.0~3.5 ng/mL。

检测时间： 月经周期的任何一天。

抗米勒管激素水平反映了卵巢中具有发育为成熟卵子潜能的未成熟卵泡的数量。在生殖中心，抗米勒管激素水平被用作预测体外受精－胚胎移植成功率的关键信息之一。抗米勒管激素水平如果较低，则表明可获取的卵子少，从而成功率低。

除此以外，抗米勒管激素水平在预测受孕概率方面并没有太大价值。这是因为自然受孕并不依赖于在任何时候卵泡池中都有大量卵子。只要那个月排出的卵子质量好，那么即使抗米勒管激素水平很低，仅有一个好的卵子，受孕概率也会高。

然而，即使不接受体外受精－胚胎移植，检测抗米勒管激素水平也对你有帮助。一方面，因为抗米勒管激素水平低（低于 1 ng/mL）可能表明被测者存在卵巢储备功能减退或患年龄相关性不孕。在这两种情况下，本书提供的策略对你而言可能有极大的帮助。

另一方面，检测结果如果显示抗米勒管激素水平高于正常范围，则可能表明被测者存在多囊卵巢综合征或类似多囊卵巢样改变的荷尔蒙失衡。如果你体内的抗米勒管激素水平高于正常范围，那么本书针对胰岛素抵抗和多囊卵巢综合征的策略对你可能有很大的帮助。

随时监测抗米勒管激素水平还可以提示你是否走在正确的道路上，以及哪些方法正在起作用。不少抗米勒管激素水平低的女性遵循本书提供的指导后，发现抗米勒管激素水平随着时间的推移稳步提高。对一开始就缺乏维生素 D 和脱氢表雄酮的人而言，这种变化尤为明显。而一开始抗米勒管激素水平就高于正常范围的人，会发现抗米勒管激素水平恢复正常，特别是在补充了 Myo– 肌醇、维生素 D，以及改变饮食习惯缓解了胰岛素抵抗之后。

值得注意的是，抗米勒管激素水平确实每个月都会出现波动，所以单次检测结果并不一定准确。抗米勒管激素的分泌还会因为长期使用荷尔蒙避孕药物而暂时被抑制。

促卵泡激素

最佳范围： 低于 10 mIU/mL。

检测时间： 月经期第 3 天。

另一种常用来评估卵巢功能的荷尔蒙是促卵泡激素。顾名思义，它能刺激卵泡生长。在月经周期的早期，垂体会释放大量促卵泡激素以促进卵泡发育成熟，为排卵做准备。

与抗米勒管激素水平随着年龄增长而下降不同，促卵泡激素水平随着年龄增长而升高，因为卵泡抵抗促卵泡激素的能力越来越强，垂体需要产生更多的促卵泡激素来促进卵泡生长。因此，促卵泡激素水平升高，要么表明准备生长的卵泡较少，要么表明卵泡对促卵泡激素的反应不佳。

促卵泡激素通常在月经期第 3 天检测，最佳范围是在 10 mIU/mL 以下。促卵泡激素水平在 10~20 mIU/mL 时，体外受精 – 胚胎移植仍有一定的成功机会。如果促卵泡激素水平超过 20 mIU/mL，那么受孕概率就取决于女性的年龄，因为年龄对体外受精 – 胚胎移植成功率的影响比促卵泡激素更大。38岁以上女性的促卵泡激素水平如果超过 20 mIU/mL，那么其体外受精 – 胚胎移植的成功率就相当低。但请记住，使用本书所介绍的方法后，促卵泡激素水平通常会有所提高。

促卵泡激素通常与黄体生成素、抑制素 B 和雌激素一起检测，因为后三种荷尔蒙的水平可以帮助解释促卵泡激素的检测结果。

促卵泡激素水平曾经是评估卵巢储备功能的主要指标，但医生们现在越来越依赖抗米勒管激素水平，因为研究表明用抗米勒管激素水平预测体外受精 – 胚胎移植的成功率更准确。通常而言，抗米勒管激素水平降低和促卵泡激素水平升高是齐头并进的。如果两者都提示卵巢储备功能减退或患与年龄相关的卵巢早衰，那么体外受精 – 胚胎移植的成功率就会降低。但如果检测结果有差异，只有一项指标异常，那么根据现有研究成果，用抗米勒管激素水平预测体外受精 – 胚胎移植成功率更可靠。

雌二醇

最佳范围：20~75 pg/mL。

检测时间：月经期第 3 天。

雌二醇是卵巢产生的主要雌激素。月经期第 3 天雌二醇水平高可能提示卵巢储备功能减退。雌二醇分泌量增加还可能抑制促卵泡激素的分泌，所以如果你的促卵泡激素检测结果正常，但雌二醇过高，那么你的卵巢功能实际上可能比促卵泡激素检测结果提示的差。

睾酮

正常范围（总睾酮）：10~55 ng/dL。

最佳范围（总睾酮）：25~45 ng/dL。

检测时间：月经周期前半期，但也可以随时检测

睾酮是一种雄激素，但它对女性生育能力很重要。

睾酮是卵子周围的其他细胞产生的，可以帮助未成熟的卵子度过发育的初始阶段。如果睾酮水平过低，许多卵泡在早期就会凋亡，存活下来的也不太容易受促卵泡激素的刺激而发育成熟。这会表现为卵巢储备功能减退和抗米勒管激素水平降低。

如果睾酮水平过高，每个月就会有许多卵子启动生长，但卵子发育的最后阶段很可能受阻，从而抑制排卵。这会导致抗米勒管激素水平升高，也是多囊卵巢综合征的常见病理机制。这种睾酮升高的原因通常与胰岛素抵抗相关。

抗米勒管激素水平很高而睾酮水平正常或较低，可能提示被测者患一种新近发现的"瘦型"多囊卵巢综合征。这种多囊卵巢综合征表现为睾酮水平初期非常高，但在某个年龄阶段突然下降，脱氢表雄酮水平也一起下降。

对女性而言，睾酮是由肾上腺和卵巢产生的。通过检测肾上腺产生的其他荷尔蒙的水平，尤其是硫酸脱氢表雄酮的水平，可以确认睾酮水平低是否是肾上腺功能不良或卵巢功能不良引起的。

睾酮和硫酸脱氢表雄酮的水平都很低则表明问题出在肾上腺，补充脱氢表雄酮可能有所帮助。如果睾酮水平很低，但硫酸脱氢表雄酮水平正常或偏高，被测者就可能存在卵巢功能不佳，这更难纠正。生殖领域的医生现在正试图通过使用睾酮凝胶来解决这个问题，为体外受精－胚胎移植做准备，这在一些患者身上取得了不错的效果。

血液中的部分睾酮会与蛋白质结合，而未与蛋白质结合的睾酮被称为"游离"睾酮。生殖中心的检测项目通常提供不同形式的睾酮检测——总睾酮、生物可利用睾酮、游离睾酮，以及可以与睾酮结合的性激素结合球蛋白。如果你只做一种形式的检测，那么检测总睾酮似乎是最有指导意义的。用质谱法检测睾酮水平比用免疫分析法更准确。

硫酸脱氢表雄酮

最佳范围： 95~270 μg/dL，理想水平约为 180 μg/dL。

检测时间： 月经周期的任何一天。

脱氢表雄酮是一种由肾上腺产生的荷尔蒙，在卵巢中，脱氢表雄酮用来合成雌激素和睾酮。随着年龄增长或各种自身免疫病的发生和发展，肾上腺产生的脱氢表雄酮可能减少甚至不再产生，从而使卵巢合成用于卵子正常发育的睾酮和雌激素的能力受损。如果你的睾酮水平偏低，那么潜在的原因可能是体内的脱氢表雄酮太少。

为了准确地评估脱氢表雄酮水平，你有必要检测硫酸脱氢表雄酮水平，后者是血液中脱氢表雄酮的主要形式，其水平在一天中往往保持稳定，波动不大。正如第 9 章将介绍的，如果脱氢表雄酮水平低，那么补充脱氢表雄酮也许可以显著提高生育能力。

有研究发现，硫酸脱氢表雄酮水平低于 95 μg/dL 的女性在补充脱氢表雄酮 3 个月后，体外受精 – 胚胎移植中的获卵数增加，能够培养到第 5 天囊胚的比例较之前增加了 1 倍，活产率也增加了 1 倍。

相反，该研究表明，如果硫酸脱氢表雄酮水平过高，卵子质量就会受到影响。具体而言，硫酸脱氢表雄酮水平超过

270 μg/dL（常见于胰岛素抵抗或多囊卵巢综合征患者）的女性卵子质量明显更差。这些女性的卵子质量差，表现为受精后能够培养至第 5 天囊胚的比例较之前更低，活产率也更低。值得注意的是，这些女性在使用二甲双胍后，卵子质量显著提高。这种药物通常用于患有多囊卵巢综合征的女性治疗胰岛素抵抗。该研究表明，它能够将硫酸脱氢表雄酮水平降到最佳范围内。

黄体酮

最佳范围： 血液检测水平至少为 10 ng/mL 或尿液孕二醇 –3– 葡萄糖苷酸检测结果呈阳性。

检测时间： 月经周期的第 21 天，或者排卵后大约第 7~10 天。

如果你想自然受孕，那么在月经周期的最后 1 周监测黄体酮水平有助于你确定有足够多的黄体酮来支持胚胎着床（在体外受精 – 胚胎移植中，天然黄体酮的水平不太重要；在胚胎移植的准备过程中以及整个早孕期，医生会给予患者高剂量的黄体酮）。

黄体酮是由排卵后的卵泡膜细胞合成的。黄体酮可以通过刺激血管生长和释放胚胎发育所需的营养物质，来帮助子宫内膜完成受孕。

年龄大、氧化损伤、胰岛素水平高和其他因素不仅会影响卵子质量，也会影响卵子周围细胞的质量，削弱它们产生足够多的黄体酮的能力。

这会引起问题，因为黄体酮水平需要达到一定标准并在排卵后保持足够长的时间，胚胎才能着床。黄体酮水平过低，或者下降得太快，子宫内膜就无法为着床做好准备，也就不能滋养着床的胚胎。这被称为"黄体期缺陷"或"黄体功能不全"。黄体功能不全的表现包括月经周期短于 28 天，排卵期和月经期之间短于 7 天，以及在周期中期出血。

用标准的血液检测很难准确检测出黄体期黄体酮水平偏低，因为黄体酮在白天以脉冲形式释放。因此，血液中的黄体酮水平在检测前 1 小时和后 1 小时之间会有很大波动，任何一种血液检测都不是那么可靠的。然而，有报道称，血液中的黄体酮水平低于 10 ng/mL 或在月经周期第 21 天前后连续 3 天低于 30 ng/mL，都属于黄体功能不全的表现。

一种较新的方法是使用检测试剂盒来测量尿液中黄体酮标志物的水平。这种工具可供女性在家使用。该试剂盒可测量一种叫作"孕二醇 –3– 葡萄糖苷酸"的代谢物的水平。黄体酮经血液循环在肝脏代谢，以孕二醇 –3– 葡萄糖苷酸的形式随尿液排出体外。晨尿中孕二醇 –3– 葡萄糖苷酸的水平与前一天的黄体酮平均水平相关，这是一种确定女性体内的黄体酮是否足以支持妊娠的有效方法。

生物化学家艾米·贝克利博士建议在排卵后的第 7~10 天检测孕二醇 –3– 葡萄糖苷酸（通过排卵检测试纸呈阳性或宫

颈黏液的变化来确认排卵）。如果检测结果提示黄体酮水平过低或下降得太快，那么你就需要到生殖科就医。医生可能建议你在排卵后的 1 周内额外补充黄体酮，通常是使用处方类阴道凝胶或栓剂（在美国，黄体酮乳剂和霜剂也可以在柜台买到，但处方类产品的剂量更准确）。

虽然目前还没有明确的证据表明补充黄体酮可以帮助女性受孕，但使用黄体酮的风险非常低，许多医生会给患原因不明性不孕的女性开黄体酮药物，希望它能有所助益。

如果你的黄体酮水平低，那么检测空腹胰岛素水平会有所帮助，因为体内胰岛素水平过高似乎会抑制黄体期黄体酮的合成。空腹胰岛素水平的最佳范围是低于 10 mIU/mL。你可以通过第 8 章介绍的补充 Myo- 肌醇方案和第 12 章的饮食策略来降低胰岛素水平。

另一种方案是使用本书介绍的策略来帮助卵巢中产生黄体酮的细胞。黄体期黄体酮水平低的主要原因之一可能是卵泡中合成黄体酮的细胞（被称为"黄体细胞"）存在氧化损伤。研究发现，补充第 7 章介绍的抗氧化剂如褪黑素和维生素 C，可以提高卵巢细胞合成黄体酮的能力。

黄体酮在预防习惯性流产方面也可能发挥了作用，但这争议更大。起初，人们对使用黄体酮预防流产抱有很强烈的乐观态度，但一项大型临床试验发现，黄体酮对此几乎没什么作用，这让希望破灭了。一种可能性是，在该研究中，黄体酮使用得太迟了——从妊娠检查结果呈阳性的时候才开始——如果在胚胎着床前后就开始使用黄体酮，研究人员将会看到显著差异。

这项研究也未能确定哪些女性可以从补充黄体酮中获益最大。后续研究表明，只有在非常特殊的情况下，即孕期出血或至少有三次流产史的女性，在孕期补充黄体酮才能降低流产风险。

行动方案

检测各种荷尔蒙的水平可以帮助你确认改善生育能力的起点和努力的方向。这些检测结果可以帮助你了解自己的生育能力。检测项目的优先级从高到低依次是：

- 抗米勒管激素水平；
- 硫酸脱氢表雄酮水平；
- 总睾酮水平；
- 黄体酮水平（如果你想自然受孕）。

第 二 部 分

如何挑选"对"的营养素?

第 5 章

孕前维生素

一项发现越是具有原创性，事后看起来它就越是显而易见。

——阿瑟·库斯勒

适用范围：初级、中级和高级助孕方案

每天补充孕前维生素是女性在备孕期间需要采取的重要措施之一，而且开始的时间越早越好。叶酸等维生素不仅对预防出生缺陷至关重要，而且对恢复排卵功能和提高卵子质量也有帮助，从而能够提高受孕概率。有些维生素可以降低流产的风险。基于上述原因，尽早服用优质的孕前维生素很重要，最好在备孕前 3 个月就开始服用。

叶 酸

叶酸是一种 B 族维生素，人体需要它来完成数百种生物过程。传统观点认为，叶酸可以预防严重出生缺陷，比如脊柱裂。但最新研究发现，叶酸在卵子发育早期就能起到十分重要的作用。卵子在排卵前 3~4 个月开始再次发育，因此，越早开始服用叶酸，效果就越好。

叶酸会影响卵子的质量，这一点儿也不奇怪，因为它在制造新 DNA 和蛋白质的过程中起着非常重要的作用。它还有助于分解可能损害卵子和胚胎的有毒代谢物。在深入探讨叶酸对生育能力的影响之前，我们有必要先了解一下背景知识，即为什么补充叶酸是助孕方案的重要组成部分。

叶酸的推广被誉为"20 世纪末最伟大的公共卫生成就"之一。但是，这并不是一帆风顺的。早期关于叶酸在预防出生缺陷中的作用的研究争议较大，这些争议为本书讨论其他营养素提供了有益的参考信息。

在 20 世纪 90 年代之前，医生对如何预防神经管畸形还知之甚少——神经管畸形通常会造成死胎、新生儿死亡或患儿终身瘫痪。

1991 年，英国的研究人员公布了一项大型临床研究的成果。研究发现，70%~80% 的神经管畸形可以通过在怀孕前补充叶酸来预防。叶酸的积极作用非常明显，该研究结果的发布使更多女性可以受益于叶酸。

其实，这并不是研究人员第一次发现补充叶酸可以预防神经管畸形的研究。类似的研究结论早在 1981 年就有学者得出了，可惜的是，该项研究成果被指责多年。

指责主要集中在实验设计上，因为在实验中，曾怀过神经管畸形胎儿的所有受试女性都补充了叶酸，而对照组是研究开始前就已经怀孕的女性。这不是理想的研究模型。在理想的研究模型中，参加研究的女性应被随机分到叶酸补充剂组和安慰剂组，受试者在数据分析前并不知道服用的是叶酸补充剂还是安慰剂，医生也不知道。这种被称为"金标准"的研究模式意在尽量减少研究偏倚带来的影响。

1991 年的随机双盲安慰剂对照实验结果证实了最初的研究结论。1981 年第一次发现补充叶酸有积极作用的学者称，人们一直过分强调研究偏倚而刻意忽略他们的研究成果。这种争论带来的影响是，人们浪费了整整 10 年。在此期间，不少女性本该补充叶酸却未补充，因而发生了很多本可避免的悲剧。

这是一个具有警示意义的故事。我们从中得到的教训是，在等待完美临床研究成果的同时，不应该忽视现有的极佳证据——这一理念贯穿了本书的内容。根据"极佳证据"采取行动当然需要受到安全性的限制。如果研究表明，补充某种营养素显然能够让我们获益，但目前还没有可靠的证据表明它的安全性,那我们绝对有必要等待进一步的研究成果。但如果其安全性已经获得可靠研究的证实,而效果经过尚不完美的研究证明是显著的,那么我们就应该补充这种营养素,而非执着于看到完美的临床研究成果。

在生育方面尤其如此,因为考虑到经济和情感因素,女性可能只有一两次机会接受体外受精–胚胎移植,没有时间等待那么久。本书下文提供的营养素补充建议也是基于这一考虑提出的。补充营养素应基于当前所有可见证据,而非等待医学实践去完美地证实研究结论。

话题回到叶酸。如今我们已经知道,女性在怀孕前补充叶酸可以显著降低胎儿发生脊柱裂和其他神经管畸形的风险。美国疾病控制与预防中心、英国卫生部和其他国家的公共卫生部门建议,为了预防神经管畸形,除了从饮食中摄取天然叶酸,所有有生育需求的女性都应该每天至少额外补充400 μg 叶酸。

上述剂量是最低补充量,一些权威人士建议所有备孕女性应每天至少补充 800 μg。当然,天然叶酸(如甲基叶酸)比合成叶酸好。

除了可以预防出生缺陷,补充叶酸还可以帮助你更快地受孕和预防流产。最新研究表明,从卵子发育到排卵再到胎儿发育,叶酸在生育的各个阶段都能起到很积极的作用。

叶酸与排卵

长期以来，医生们一直认为是维生素缺乏造成了某些女性的排卵障碍。"护士健康研究"证实了这一观点。该研究对数万名护士进行了多年的跟踪调查，在第二轮研究中又对这些护士中 18 000 多名处于备孕期间或孕期者进行了长达 8 年的随访。

哈佛大学公共卫生学院的研究人员分析"护士健康研究"的数据时发现，每天服用复合维生素补充剂的女性患排卵障碍性不孕的概率比较低。每周服用多次复合维生素补充剂可以将患排卵障碍性不孕的风险降低 1/3，而每天服用复合维生素补充剂的女性患排卵障碍性不孕的风险更低。研究人员认为，这可能是叶酸和其他 B 族维生素的功劳。

这项大型研究成果与其他双盲安慰剂对照研究的结果一致，这些研究的报告称服用复合维生素补充剂的女性妊娠率更高。研究人员还发现，从食物中摄入天然叶酸较多的女性，其体内的黄体酮水平较高，患排卵障碍的风险较低。

补充叶酸似乎还能提高卵子质量和体外受精 - 胚胎移植的成功率。一项研究发现，卵泡中的叶酸水平高出 2 倍的女性成功受孕的概率是其他女性的 3 倍。

合成叶酸与甲基叶酸

关于叶酸的最佳形式以及叶酸代谢基因（即 *MTHFR* 基因）变异带来的影响，一直存在争议。2016 年，英国牛津大学的研究人员开展了一项研究。结果发现，叶酸代谢基因发生突变的女性怀孕时发生胚胎着床失败和染色体异常更常见，而且体外受精－胚胎移植的成功率较低。此外，*MTHFR* 基因突变还与习惯性流产有关——尽管最近的一些研究对这种相关性提出了质疑。

MTHFR 基因编码的酶负责将叶酸从其他形式转化为具有生物活性的形式——甲基叶酸。甲基叶酸具有很多作用，其中最主要的作用是排毒。人体可以利用甲基叶酸将正常新陈代谢产生的副产物（比如同型半胱氨酸）排出体外。

MTHFR 基因突变会降低相关酶的活性，使甲基叶酸的转化量减少，从而导致同型半胱氨酸在体内蓄积。而同型半胱氨酸蓄积会导致不孕和流产的风险增加。另外，同型半胱氨酸水平高还会损伤卵子的 DNA，并增加凝血的风险。

MTHFR 基因最常见的两种突变位点是 *A1298C* 和 *C677T*。约 40% 的人存在 *A1298C* 基因突变位点，但这种情况只会使叶酸处理能力轻度下降（酶活性降低 20%~40%）。如果存在 *C677T* 基因突变位点或以上两个基因突变位点，则会造成严重的影响，会导致酶活性降低 70%。有约 10% 的人存在后两种情况。

目前，关于哪些基因突变会导致习惯性流产，学界还存在争论。有些研究发现两者存在关联，而有些研究的结果则完全相反。好消息是，如果 *MTHFR* 基因突变确实能够增加流产风险，那么补充合适的营养素就可以降低这种风险。

如果你想知道自己的基因类型，可以进行 *MTHFR* 基因检测。如果检测结果提示基因突变，那么补充营养素就可以解决。

以前，医生建议携带 *MTHFR* 突变基因的女性补充高剂量（每天 4 000 μg）合成叶酸以弥补自身叶酸转化能力的不足。但现在我们知道，叶酸转化能力低会导致血液中累积大量的未转化叶酸，从而干扰细胞吸收甲基叶酸的能力。有效的解决方法是直接补充甲基叶酸。

如果你尚未进行基因检测，但有习惯性流产或体外受精 - 胚胎移植失败史，那么最严谨的做法就是从备孕起就补充甲基叶酸，以防基因突变影响叶酸转化。你的伴侣也要补充甲基叶酸，因为前沿研究发现，父亲的叶酸代谢能力不足可能进一步损伤精子的 DNA，也会导致流产。

推荐 *MTHFR* 突变基因携带者每天补充 800~1 000 μg 甲基叶酸。补充甲基叶酸的不良反应非常少见，主要有肌肉疼痛和焦虑。如果你在补充甲基叶酸后出现不适，可以考虑用另一种天然叶酸——亚叶酸。

补充维生素 B_{12} 也可以减轻甲基叶酸的副反应，还可以降低血液中同型半胱氨酸的水平。初步研究表明，维生素 B_{12} 在预防 *MTHFR* 基因突变引起的流产方面所发挥的作用与叶酸同样重要。

目前关于甲基叶酸的争议

一些卫生机构最近发布了公开声明，建议备孕女性只补充合成叶酸，而非甲基叶酸，声称被证明可以预防神经管畸形的只是合成叶酸。这一论点是基于对科学的根本误解。

研究成果清楚表明，预防神经管畸形的重要因素是红细胞中的叶酸水平足够高。红细胞中 90% 以上的叶酸以甲基叶酸的形式存在，这在红细胞检测中已经被证实。研究还表明，补充甲基叶酸比补充合成叶酸更能有效地提高红细胞中的叶酸水平。此外，叶酸有助于预防神经管畸形的原因是其可以降低同型半胱氨酸水平，而补充甲基叶酸比补充合成叶酸更能有效降低同型半胱氨酸水平。总之，只有补充合成叶酸才能预防神经管畸形并没有依据。相反，补充甲基叶酸可能更有效。

其他维生素

孕前复合维生素补充剂中还包含对女性生育有重要作用的其他维生素。其中，维生素 B_{12} 在提高卵子质量方面作用突出。这可能是因为补充维生素 B_{12} 和补充叶酸都可以降低体内同型半胱氨酸的水平。

另一种可提高女性生育能力的维生素是维生素 B_6。研究表明，与缺乏维生素 B_6 的女性相比，体内维生素 B_6 充足的女性更可能怀孕，流产的可能性更小。也就是说，你有必要选择含有更多维生素 B_6 的孕期维生素补充剂，因为高剂量的维生

素 B_6 可用于缓解妊娠期的孕吐反应。你如果怀疑自己服用的孕期维生素补充剂会导致头痛或失眠，那么就选择一种维生素 B_6 剂量较低的产品。有些人可能对维生素 B_6 的生物活性形式（被称为"吡哆醛 5'- 磷酸盐"）反应更好。

孕前复合维生素补充剂中的矿物质元素对备孕也很重要。锌元素和硒元素尤其重要，因为它们在抗氧化防御中起着关键作用。例如，硒元素可用于维持卵巢细胞免受氧化损伤的关键酶的功能。研究表明，每天补充 200 μg 硒元素对患有自身免疫性甲状腺病或卵巢储备功能减退的人帮助特别大。如果你的产前检查结果不合格，你可以通过每周在饮食中添加少量巴西坚果来弥补这一差异。一颗巴西坚果提供约 90 μg 硒元素。

铁元素也可以在备孕过程中发挥重要作用，包括正向作用和反向作用。如果你在孕前就存在消化问题，那就选择一个不含铁元素或含甘氨酸亚铁的产品。你如果有严重的疲劳、虚弱或关节疼痛症状，并且存在原因不明性不孕，就有必要检测体内的铁元素水平。铁元素水平偏高和偏低都会导致严重的疲劳，并可能导致不孕。缺铁通常表现为铁蛋白水平低，而铁过载可通过转铁蛋白饱和度检测来诊断。

其他营养素的介绍

后续章节会对孕前复合维生素之外其他可提高卵子质量的营养素进行讨论。如果你准备只补充一种营养素，请优先考虑辅酶 Q_{10}。如下一章所述，最新研究表明，辅酶 Q_{10} 能够增强卵细胞的能量供应,从而提高卵子和胚胎的质量。

后续章节讨论的其他营养素能够提高女性的卵子质量,特别是对不孕和有流产史的女性而言。第 6 章和第 7 章将分别讨论辅酶 Q_{10} 和其他抗氧化剂,这两类物质适用于所有正在备孕的女性。第 8 章讨论的 Myo- 肌醇适用于有胰岛素抵抗、多囊卵巢综合征、流产史和排卵不规律的女性。第 9 章讨论的脱氢表雄酮适用于存在卵巢储备功能减退、自身免疫病、大龄不孕或流产史的女性。第 10 章将讨论为什么最好避免服用某些助孕营养素。第 11 章将提供各种营养素方案。第 14 章讨论的营养素则对准备冷冻胚胎移植的女性有益。如果你存在卵巢储备功能严重减退,想考虑所有可能解决问题的途径,补充第 16 章讨论的营养素可能有一些帮助,但这些营养素的补充仍被认为处于实验观察阶段,因为它们还没有得到更深入的研究。

行动方案

为了提高卵子质量,服用优质的孕期复合维生素补充剂非常重要。寻找一种每剂至少含有 800 μg 甲基叶酸的产品。其他有助于提高卵子质量的重要维生素还包括维生素 B_6、维生素 B_{12}、锌元素和硒元素。

第 **6** 章

辅酶 Q_{10} 与卵子能量

动力加毅力可以战胜一切。

——本杰明·富兰克林

适用范围：初级、中级和高级助孕方案

辅酶 Q_{10} 是存在于包括卵子在内的所有人体细胞中的小分子物质。前沿研究表明，这种小分子物质对维持卵子质量和生育能力十分重要。补充辅酶 Q_{10} 可以带来很多好处，其中之一就是预防甚至逆转因年龄增长而导致的卵子质量下降。

补充辅酶 Q_{10} 对所有处于备孕阶段的女性都有益处，尤其是年龄在 35 岁以上或存在生育问题（如卵巢储备功能减退）

的女性。

辅酶 Q_{10} 有哪些作用？

长期以来，辅酶 Q_{10} 一直是运动员最喜欢的营养素。它常用于预防服用他汀类药物引起的肌肉疼痛，以及心力衰竭、帕金森病等疾病。前沿研究发现，辅酶 Q_{10} 还可以提高卵子质量。

为什么辅酶 Q_{10} 有如此强大的功效呢？这可能是因为辅酶 Q_{10} 在肌肉、大脑和卵子发育的能量供应中起着重要作用。事实上，辅酶 Q_{10} 在线粒体内的能量生成过程中起着重要作用，而线粒体是我们细胞内的"发电厂"。辅酶 Q_{10} 是线粒体内用于产生能量的重要组成部分。线粒体会产生 ATP，细胞会利用 ATP 驱动几乎所有的生理过程。辅酶 Q_{10} 在线粒体中发挥的作用对提高卵子质量非常有价值。

辅酶 Q_{10} 还是一种抗氧化剂，能够让维生素 E 被循环利用。

卵子需要的能量

随着年龄的增长，线粒体会受损，产生能量的效率也会降低，就像一座发电厂老旧、受损了一样。线粒体功能减退在机体衰老的过程中扮演着重要的角色，其对卵子质量的影响尤为明显。研究表明，线粒体结构损伤在 40 岁以上的女性中更常见。随着年龄的增长，卵子内的线粒体所携带的遗传基因会出现损伤，卵子内的线粒体数量也会明显减少。所以，大龄女性卵子中线粒体产生的能量也少。

无法产生足够多的能量对卵子质量而言是个大问题，这可能是年龄增长会对卵子质量产生负面影响的主要原因。线粒体功能减退不仅与年龄增长引起的不孕有关，还与其他生育问题（如卵巢早衰或体外受精 – 胚胎移植时促排卵中的低反应）有关。

若纳唐·范博尔科姆博士于 1995 年首次提出，卵子中的 ATP 水平与卵子的发育过程是否顺利和胚胎质量高低存在关联。这一发现已经被其他一些研究证实。人们发现，卵子在特定时间点产生能量的能力对卵子的发育有重要影响。

研究人员称，能否在有需求时产生能量是判断卵子和胚胎质量最重要的标准。卵子制造能量的能力越强，就越可能发育成熟并成功受精。

线粒体功能良好的卵子更可能以正确数量的染色体发展成熟。这是因为染色体分离和排列的过程非常耗能。事实上，研究人员已经观察到，线粒体会聚集在一起，并在染色体需要分离时突然产生大量 ATP 用来排列染色体。

如果卵子没有足够多的能量用来排列染色体，并把需要排到卵子外的那组染色体分离出来，就会发生染色体数目异常。研究发现，线粒体功能低下的人群其卵子更可能发生染色体分离和排列的错误。正如上文所述，这是导致不孕和早期流产的最大原因。

能量供应在卵子受精后并没有结束——卵子中的线粒体也为胚胎发育提供燃料。卵子存在的能量生成问题可能在胚胎发育后期凸显出来，因为从胚胎发育到着床的所有过程都需要能量。影响早期胚胎存活的最大问题是卵子线粒体功能障碍。

辅酶 Q_{10} 可提高卵子质量

基于线粒体功能对卵子和胚胎质量的重要影响，我们可以做很多帮助卵子产生更多能量的事情来提高卵子质量和胚胎存活率。研究发现，辅酶 Q_{10} 正是有这些作用的营养素。

生殖医学专家雅各布·本托夫博士率先使用辅酶 Q_{10} 来提高卵子质量。他解释称："我们认为，和女性的卵子因年龄增长而发生的变化相比，卵子产生能量以完成从发育到受精全过程的能力更加重要，这就是我们建议女性补充营养素，比如辅酶 Q_{10} 的原因。"

辅酶 Q_{10} 具有强大的功效，它是线粒体产生能量所必需的。许多研究表明，在培养细胞时加入辅酶 Q_{10} 可以使其产生的能量增加。而且，人们发现，辅酶 Q_{10} 可以保护线粒体不受损伤。

辅酶 Q_{10} 也存在于卵泡中，起着支持能量生成和保护线粒体的作用。研究人员测量了卵泡中的辅酶 Q_{10} 水平，发现辅酶 Q_{10} 水平越高，卵子质量就越好，而且妊娠率也越高。

补充辅酶 Q_{10} 可以增加卵子发育的能量供应，进而预防染色体异常，提高卵子质量和胚胎的存活能力。

一项对照研究证实，在接受体外受精－胚胎移植前补充辅酶 Q_{10} 1~2 个月，可以显著提高卵子质量。补充辅酶 Q_{10} 可以增加受精率，优质胚胎的比例也比较高。此外，它还降低了卵子发育不良造成的体外受精－胚胎移植周期取消的概率。本托夫博士和卡斯珀博士开展的一项双盲安慰剂对照研究还发现，补充辅酶 Q_{10} 的女性胚胎染色体异常的发生率较低。

辅酶 Q_{10} 的日常补充

人体内几乎每个细胞都能产生辅酶 Q_{10}。但随着年龄的增长，人体可能无法产生足够多的辅酶 Q_{10} 来满足细胞的能量需求，而且从食物中获取大量的辅酶 Q_{10} 是极其困难的。因此，服用辅酶 Q_{10} 补充剂是最佳解决方案。

在迄今为止的临床试验中，推荐的辅酶 Q_{10} 补充量为每天 400~600 mg，在体外受精－胚胎移植前 1~2 个月开始服用。上述剂量是相当保守的，辅酶 Q_{10} 的安全剂量其实是比较高的。一项研究表明，连续 5 年每天摄入 2 400 mg 辅酶 Q_{10} 并不会引起安全问题。

在提高卵子质量方面，辅酶 Q_{10} 的最低剂量取决于类型。辅酶 Q_{10} 的标准营养素剂型为泛醌，但泛醌不易溶解，所以吸收率较低。泛醌被人体吸收后会转化为辅酶 Q_{10} 的另一种形式——泛醇，这是一种活性抗氧化剂。

避免泛醌吸收不良有两种解决办法。第一种，你可以购买泛醇补充剂。虽然泛醇补充剂的价格比传统的辅酶 Q_{10} 补充剂高一些，但它的效果很好，服用低剂量就可以吸收更多的有效活性成分。第二种解决办法就是选择容易被吸收的特殊配方的泛醌。研究人员已经开发出了多种吸收率更高的配方，比如泛醌悬液。研究表明，其中一些高科技配方的泛醌的吸收率明显优于传统的泛醌补充剂。

2019 年，《营养》杂志刊登了一篇研究报告，该研究中 14 名健康受试者被要求服用含有 100 mg 辅酶 Q_{10} 的 7 种营养素补充剂，之后研究人员对其体内的辅酶 Q_{10} 水平进行了检测，结果发现，提高辅酶 Q_{10} 水平的两种最佳配方是泛醇 Kaneta OH（杰诺公司生产）和一种特殊的泛醌软胶囊（法尔诺德公司生产）——后者这种特殊的以大豆油为基质的泛醌软胶囊在欧洲市场被称为"Myoqinon"，在美国市场则被称为"Bio-Quinon Q_{10} Gold"。

这两种配方的辅酶 Q_{10} 的吸收率是其他同类补充剂的 2 倍多。如果你没有办法获得这两种补充剂，或者这两种补充剂的价格超出了你的预算，还有一种解决办法就是服用高剂量的、传统配方辅酶 Q_{10} 补充剂。

你如果刚开始备孕，且不存在生育问题，那么每天补充 200 mg 的泛醇或高吸收率配方的泛醌软胶囊可能就足够了。对有生育问题或流产史的人，推荐剂量为每天补充 400 mg 泛醇或高吸收配方的泛醌。或者，你也可以服用 600 mg 传统配方的辅酶 Q_{10} 补充剂，尽管这可能不及推荐的配方。一些生殖中心现在采取了更激进的做法，即建议女性服用 600 mg 的泛醇补充剂或高吸收率配方的泛醌补充剂。这种高剂量方案可能并不会带来更多好处，还会增加支出。

你还可以通过分次服用从而最大限度地发挥其功效。这是因为人体对辅酶 Q_{10} 的单次吸收量是有限的，如果每次剂量高于 200 mg，其吸收率就会下降。此外，辅酶 Q_{10} 是脂溶性的，因此随餐服用更容易被吸收。因此，如果你每天需要补充 400 mg 辅酶 Q_{10}，那么分 2 次补充会更有效：早餐时补充 200 mg，午餐时再补充 200 mg（不随晚餐补充是因为有些人晚上服用辅酶 Q_{10} 补充剂会出现睡眠问题）。

辅酶 Q_{10} 的安全性与不良反应

辅酶 Q_{10} 在大型临床试验中被深入研究，是因为研究人员希望利用辅酶 Q_{10} 治疗一系列与线粒体功能受损相关的疾病。在一项双盲安慰剂对照试验中，数千人多年坚持服用高剂量的泛醌补充剂。研究人员称，即便将辅酶 Q_{10} 的剂量提高到每天 3 000 mg 也不会造成安全问题。截至本书撰写时，临床研究发现的补充辅酶 Q_{10} 的唯一明显不良反应是少数人会出现轻微的胃肠道症状。

尽管罕见，但有传闻称补充辅酶 Q_{10} 会使一些女性的排卵延迟多天。目前还没有关于这方面的研究成果，因此研究人员尚不了解其机制，也不清楚月经周期延长时是否需要降低剂量。总之，这项研究提示了补充辅酶 Q_{10} 对提高卵子质量的益处，这一发现可能比延长月经周期更有意义。

少数人也可能因补充泛醇或泛醌而出现低血压或头痛。这个问题通常可以通过从泛醇切换到泛醌（反之亦然），从高剂量产品切换到非活性成分较少的产品或低剂量产品来解决。

辅酶 Q_{10} 另一个可能的功效是它可以逐渐改善 2 型糖尿病患者的血糖控制情况。如果你是 2 型糖尿病患者，建议你在咨询医生后再补充辅酶 Q_{10}。这种情况下，医生可能会减少你的降糖药剂量。

开始与停止补充辅酶 Q_{10} 的时间

无论你希望自然受孕还是借助体外受精 – 胚胎移植或宫内人工授精受孕，你都需要尽早开始补充辅酶 Q_{10}。理想情况下，至少在接受体外受精 – 胚胎移植或宫内人工授精前 3 个月开始补充辅酶 Q_{10}。因为卵子完全发育成熟需要 3 个月，此时补充辅酶 Q_{10} 能够确保卵子在最佳环境下发育成熟，还可以为染色体的正确复制和分离提供充足的能量。前沿研究表明，即使在接受体外受精 – 胚胎移植前 2 个月开始补充辅酶 Q_{10} 也是有帮助的。

孕检结果呈阳性时即可停止补充辅酶 Q_{10}。在体外受精 – 胚胎移植中，医生通常建议在取卵前一天停止补充辅酶 Q_{10} 和其他可提高卵子质量的营养素，因为此时你已经不再需要它们了。不过，正如第 14 章所述，取卵后继续补充辅酶 Q_{10} 有助于子宫内膜发育，为胚胎移植做好准备。

通常情况下，医生建议女性在妊娠期停止补充辅酶 Q_{10} 是因为缺乏证据证明妊娠期补充辅酶 Q_{10} 是安全的。然而，到目前为止，还没有任何证据表明女性在妊娠期服用辅酶 Q_{10} 会伤害自身及胎儿。相反，截至目前的研究都表明，在妊娠期补充低剂量的辅酶 Q_{10} 可能降低出现先兆子痫等并发症的风险，还可能降低流产风险。

尽管辅酶 Q_{10} 在预防流产方面的主要作用是减少卵子中的染色体错误，但研究表明，除了提高卵子质量，辅酶 Q_{10} 还能通过其他机制预防流产。具体而言，辅酶 Q_{10} 似乎可以降低抗磷脂抗体综合征中的免疫相关指标和凝血功能相关指标，而抗磷脂抗体综合征是导致流产的一个常见原因。在一项随机安慰剂对照研究中，36 名抗磷脂抗体综合征患者每天服用 200 mg 泛醇补充剂或安慰剂，1 个月后，实验组抗磷脂抗体综合征的免疫相关指标和凝血介质指标显著下降。我们尚不清楚这种机制是如何影响流产率的，但它为研究人员提供了一个大有希望的研究方向。

行动方案

辅酶 Q_{10} 可以保障卵子发育中的能量生成过程顺利进行，为染色体正确复制和分离以及胚胎发育提供能量。这可能意味着染色体异常发生率更低，以及胚胎更可能发育成健康胎儿。

无论你处于备孕期间还是准备通过体外受精 - 胚胎移植受

孕，无论你面临着不孕挑战还是仅仅希望健康受孕，辅酶 Q_{10} 都是支持生育的最有用的营养素之一。

辅酶 Q_{10} 的最佳形式是泛醇和高吸收配方的泛醌。

• 初级方案：200 mg，每天补充一次。

• 中级和高级方案：400~600 mg，最好分两次补充。

第 **7** 章

褪黑素等抗氧化剂

所有的真理都要经历三个阶段：首先受到嘲笑；然后遭到激烈反对；最后被理所当然地接受。

——阿图尔·叔本华

适用范围：初级、中级和高级助孕方案

卵泡本身就含有大量的抗氧化维生素和抗氧化酶，可以保护发育中的卵子免受氧化损伤。然而，这些抗氧化剂的水平会随着年龄增长而下降，并且在有生育问题的女性的卵泡中往往较低。好消息是，我们有机会通过修复抗氧化防御系统来提高卵子质量，避免一些对卵子的损害。

何谓抗氧化剂？

氧化现象在日常生活中随处可见，例如金属制品生锈或银饰品失去光泽。细胞内也会发生类似的化学反应。如果对氧化反应不加以控制，则会造成 DNA、蛋白质、脂质、细胞膜和线粒体受损。而抗氧化剂的作用正是保护细胞，防止发生氧化反应，类似于用柠檬汁防止苹果变色。

抗氧化剂通过中和自由基起作用。自由基作为正常代谢的副产物，会在身体内不断产生，这些高度活跃和不稳定的分子从其他分子中窃取电子，在这个过程中对细胞造成损害。抗氧化剂可以给自由基提供一个电子，中和自由基并防止氧化损伤。

每个细胞中都有一支抗氧化防御大军，包括专门的抗氧化维生素（如维生素 A、维生素 C 和维生素 E）和抗氧化酶。在卵子发育过程中，这些抗氧化剂在防止氧化损伤方面起着关键作用。

抗氧化剂影响卵子质量的机制

随着年龄的增长，氧化损伤会给卵子带来越来越多的问题。造成这种现象的部分原因是衰老卵子的氧化防御系统比较薄弱。研究发现，大龄女性的卵子需要更多的抗氧化剂，因为衰老和线粒体损伤会使卵子生成抗氧化酶的能力变弱，从而释放出更多损害细胞的自由基。

如果抗氧化防御系统效率低，线粒体损伤就会削弱细胞合成 ATP 的能力——能量充足对卵子发育和胚胎生存至关重要。线粒体的氧化损伤现在被认为是年龄增大影响卵子质量的主要机制之一。

这种氧化损伤并不只出现在大龄女性的卵子中。研究人员还发现，原因不明性不孕、习惯性流产、子痫前期和子宫内膜异位症患者体内的氧化损伤水平也很高。例如，有两项研究发现，患有子宫内膜异位症的女性卵泡中的氧化损伤水平较高，这与其卵子发育至囊胚期的概率低存在相关性。

氧化应激对患有多囊卵巢综合征的女性伤害更大。这些女性通常还存在胰岛素抵抗和高血糖。高血糖会让身体会产生更多的活性氧分子，从而加重氧化应激。

幸运的是，补充抗氧化剂或许能防止氧化损伤，从而提高女性的生育能力。研究人员发现，在体外受精 - 胚胎移植时，体内抗氧化剂水平较高的女性更容易受孕。最近，在美国波士顿开展的一项针对接受生育治疗的女性的大型研究发现，补充抗氧化剂可以使女性在较短的时间内受孕。

尽管到目前为止有很多结论相互矛盾，我们还需要做更多的研究，但综合现有的证据，我们可以初步得出结论：良好的抗氧化能力可以保护卵子，从而提高女性的生育能力。

对提高生育能力非常有效的抗氧化营养素有褪黑素、维生素 E、维生素 C、α - 硫辛酸、N- 乙酰半胱氨酸。正如本章的其余部分所介绍的，每一种抗氧化营养素的作用略有不同，可能适合不同的情况。

褪黑素

褪黑素是由松果体在夜间分泌的荷尔蒙。褪黑素有助眠作用，因为它可以调节人体的昼夜节律，告诉身体晚上应该睡觉，早上应该醒来。褪黑素对调节睡眠非常重要，晚上暴露在强光下会抑制大脑生成褪黑素，从而影响睡眠质量，导致失眠。

褪黑素不仅仅是"睡眠调节器"，还与生育能力相关。在一些物种中，褪黑素参与调节季节性繁殖，以确保幼崽在春天出生。褪黑素在人类的生育方面也起着重要作用。研究人员发现，卵泡液中的褪黑素水平格外高。此外，随着卵泡的生长，卵泡液中的褪黑素水平会上升，这被认为对排卵具有重要影响。

褪黑素与生育能力

传统观点认为，褪黑素是一种荷尔蒙信号分子，可与特定受体结合，向细胞传递信息。换句话说，它被认为是一种仅仅用于细胞交流而不具有直接生物效应的分子。但在 1993 年，人们发现褪黑素也是一种功能强大的抗氧化剂，能够直接中和自由基。此后，许多研究证实了这一点。

褪黑素水平随着年龄的增长而下降。因此，年龄增大的同时，卵巢会逐渐失去这种对抗氧化应激的天然保护剂。这可能是卵巢储备功能减退的原因。研究发现，褪黑素水平较高的女性其抗米勒管激素水平较高，未成熟的卵泡数量较多。褪黑素水平与体外受精－胚胎移植的成功率也存在相关性，褪黑素水平较高的女性在体外受精－胚胎移植中的获卵数多，胚胎质量好。

褪黑素水平下降可能是大龄女性不孕的原因之一。值得庆幸的是，褪黑素水平是可以人为调节的。有明确的证据表明，补充褪黑素可以修复卵子内部的抗氧化防御系统，提高卵子质量。

在过去数十年间，大量研究证明了褪黑素有助于卵子发育成熟并形成优质胚胎。在其中一项为接受体外受精－胚胎移植的女性补充褪黑素的研究中，女性在治疗周期一开始就补充褪黑素。研究人员将治疗前与治疗后的卵子质量进行了对比。结果发现，在补充褪黑素后，卵子质量显著提高，平均有 65% 的卵子可发育成高质量胚胎，在之前的治疗周期中这一比例仅为 27%。一项规模更大的后续研究表明，在接受体外受精－胚胎移植前补充褪黑素可以提高卵子受精率，使受孕概率几乎增加 1 倍。

褪黑素在体外受精－胚胎移植中提高卵子质量方面发挥的作用已被一系列研究证实，其中包括双盲安慰剂对照研究。对由于卵子质量差或卵巢储备功能减退而在体外受精－胚胎移植中失败的女性，补充褪黑素的效果尤其显著。

此外，补充褪黑素还可以改善睡眠，减轻与慢性偏头痛和子宫内膜异位症相关的疼痛。

在接受体外受精－胚胎移植前补充褪黑素

在美国，褪黑素补充剂可以在商店里买到。在许多其他国家，购买褪黑素补充剂通常需要处方，当然现在还可以从海外在线订购。

在接受体外受精－胚胎移植前多久开始补充褪黑素效果最好是一个悬而未决的问题。有研究认为，在取卵前几周或1个月开始补充褪黑素是有助益的，可以提高受精率和优质胚胎的比例。2017年的一项双盲研究表明，在接受体外受精－胚胎移植前大约1个月开始补充褪黑素的女性，与安慰剂组相比，前者的优质胚胎率是后者的1倍。

然而，补充褪黑素似乎越早越好，在卵子发育周期的最后3个月补充褪黑素对卵泡的保护作用可能更大。体外受精－胚胎移植研究中褪黑素补充剂的经典剂量是每天3 mg，服用时间长达1个月，睡前服用。与人体自然生成的褪黑素相比，这个剂量显然高了。前沿研究报告称，每天服用1 mg褪黑素补充剂，连续服用3个月，仍可获得阳性结果，但如果服用这么长时间，采用更低的剂量可能也有效。

补充褪黑素不只对接受体外受精－胚胎移植的女性有效

过去，褪黑素补充剂只被推荐给接受体外受精－胚胎移植的女性，而非自然受孕或通过人工授精受孕的女性。人们认为补充褪黑素可能影响排卵周期的荷尔蒙分泌调控，从而扰乱排卵。

但是这种说法遭到了质疑，因为最近的研究发现，在接受氯米芬治疗的情况下，补充褪黑素可以帮助改善排卵。补充褪黑素还有助于调节患有多囊卵巢综合征女性的排卵。一项研究报告称，95% 的多囊卵巢综合征患者在补充褪黑素 6 个月后，月经周期恢复了正常。

此外，最初的研究表明，褪黑素干扰排卵需要非常高的剂量，该剂量比通常用于补充营养素的 3 mg 高 100 倍。许多女性定期服用 1~3 mg 褪黑素补充剂来治疗失眠，几乎没有证据表明这会扰乱排卵。相反，一项研究发现，40 多岁和 50 多岁的女性连续 6 个月每晚服用 3 mg 褪黑素补充剂后，黄体生成素和促卵泡激素的水平略有提高，一些更年期女性恢复了正常的月经周期。

即便如此，如果你想自然怀孕，那么保守的建议是采用更接近你正常生理水平的、更低的剂量。人体每天自然生成的褪黑素只有 0.1~0.3 mg（合 100~300 μg）。通过每天补充 300 μg，年轻女性将有效地改善体内的褪黑素水平，并纠正随着年龄增长而自然发生的褪黑素水平下降。虽然这一低剂量能否提高女性生育能力还需要更多的研究，但它可能足以为发育中的卵子提供抗氧化支持。

其他助孕抗氧化剂

维生素 E

维生素 E 是一种脂溶性抗氧化剂。它是我们天然抗氧化防御系统的重要组成部分，在卵巢的卵泡液中的表现尤为突出。维生素 E 的英文化学名称"tocopherol"（生育酚）就是基于这一重要作用而命名的，它源自希腊语，"tocos"的意思是"分娩"，而"phero"的意思是"孕育"。

研究人员发现，当卵巢的卵泡液中有足够多的维生素 E 时，卵子质量通常较好，成熟卵子的比例较高，而退化、异常或未成熟的卵子比例较低。虽然还需要进一步的研究，但专家们现在认为，补充维生素 E 或许能改善女性因年龄增长而出现的抗氧化能力下降。补充维生素 E 似乎对患有年龄相关性不孕、原因不明性不孕或子宫内膜异位症的女性特别有用。

在一项针对患有原因不明性不孕的女性的研究中，研究人员发现，补充更多维生素 E 的女性更容易受孕。另一项研究发现，补充维生素 E 和硒元素可以提升卵巢储备功能标志物的水平，包括抗米勒管激素水平和超声检查可见的发育卵泡数量。

维生素 E 的一般推荐剂量是每天 200 IU。如果你正在服用华法林、依诺肝素或高剂量的阿司匹林，那么在补充维生素 E 之前请咨询医生，因为补充维生素 E 可能增强这些药物的抗凝血作用。人们认为维生素 E 与低剂量的阿司匹林合用不会引起问题。

正如第 14 章所介绍的那样，维生素 E 似乎也可以促进子宫内膜发育，从而为胚胎移植打下基础。

维生素 C

自 20 世纪 50 年代以来，人们就知道卵巢的卵泡液中累积了大量的维生素 C。人们怀疑这是有原因的——维生素 C 可能在荷尔蒙合成中发挥了一定的作用。人们现在很清楚补充维生素 C 不仅有助于防止卵巢的氧化损伤，而且还可以支持排卵后黄体酮的合成。

在一项研究中，孕激素水平低的女性被随机分配到补充维生素 C 组和不补充组，研究人员跟踪随访这些女性至少 6 个月或直至她们成功受孕。只有在排卵后第 5 天、第 7 天和第 9 天的黄体酮水平低于 10 ng/mL 的女性才有资格参加这项试验。结果显示，补充维生素 C 的女性中，超过一半的人体内的黄体酮水平上升到了正常水平，平均从 8 ng/mL 上升到了 13 ng/mL。补充维生素 C 组的女性受孕率是不补充组的 2 倍。

健康饮食和优质的孕期复合维生素补充剂所提供的维生素 C 对大多数女性而言可能是足够多的，不过，对黄体酮水平低或患有与氧化损伤相关的疾病（如多囊卵巢综合征和子宫内膜异位症）的人而言，补充更多的维生素 C 可能才有帮助。

在一项针对接受体外受精－胚胎移植的患有子宫内膜异位症的女性开展的随机试验中，研究人员发现，在接受体外受精－胚胎移植前 2 个月，每天补充 1 000 mg 维生素 C 可以显著提高优质胚胎的数量，并使成功率轻微提升。

如果你选择补充维生素 C，一般剂量是每天 500 mg，子宫内膜异位症患者的补充剂量是每天 1 000 mg。

α－硫辛酸

硫辛酸是一种重要的抗氧化剂，在人体中起着多种作用。它有助于将辅酶 Q_{10}、维生素 C 和维生素 E 转化为活性抗氧化形式，同时也可以提高另一种重要的抗氧化剂——谷胱甘肽的水平。也许对我们而言最重要的是，α－硫辛酸天然存在于线粒体中，能够帮助线粒体产生能量。补充 α－硫辛酸似乎有助于保护线粒体免受衰老的影响。

我们仍在等待临床试验来证实补充 α－硫辛酸可以改善年龄相关性不孕。不过，现有研究已经证明，补充 α－硫辛酸对提高男性生育能力和改善多囊卵巢综合征有明显的助益。

多囊卵巢综合征患者在补充 α－硫辛酸后，可以在体外受精－胚胎移植中获得更多优质胚胎。它还可以帮助缓解多囊卵巢综合征的特征性激素失衡，让患者恢复正常排卵。正如第 13 章所述，临床研究已经证实补充 α－硫辛酸能显著提高精子的数量、密度和活力。

此外，补充 α-硫辛酸可以减轻炎症，因此可能对子宫内膜异位症或习惯性流产（炎症被认为是引起这两种疾病的主要原因之一）患者特别有益。

尽管还需要更多的研究，但 α-硫辛酸保护线粒体功能和支持整个抗氧化系统的能力表明，当卵子质量出现问题时，补充 α-硫辛酸可能有所帮助。

α-硫辛酸与甲状腺功能减退

有研究假设，α-硫辛酸可能通过减少 T_4 向活性 T_3 的转化来降低甲状腺激素水平。在一项针对患亚临床甲状腺功能减退症的女性的研究中，参与者服用了 3 周 α-硫辛酸补充剂，但结果并没有如研究假设的那样，受试者甲状腺激素水平并没有降低。你如果存在甲状腺功能不良，那么最好补充一些抗氧化剂或定期监测自己的甲状腺功能。α-硫辛酸还可以改善糖尿病患者的血糖水平，因此糖尿病患者在补充 α-硫辛酸前需要咨询医生，调整降血糖药物的剂量。

α-硫辛酸的剂量和剂型

α-硫辛酸的一般推荐剂量是每天 400~600 mg。对高纯度形式的 R-α-硫辛酸而言，一般推荐剂量是每天 200~300 mg。虽然 α-硫辛酸在空腹时更容易被吸收，但对某些人而言，这可能引起恶心或烧心，最好随餐服用。

N-乙酰半胱氨酸

N-乙酰半胱氨酸是一种氨基酸衍生物，不仅可以直接减少氧化损伤,还有助于补充几乎每个细胞中都存在的最重要的抗氧化剂之一——谷胱甘肽。N- 乙酰半胱氨酸还可以帮助减轻双酚 A 等环境毒素造成的损害,同时改善正在发育中的卵子的线粒体功能。

目前对患有原因不明性不孕或年龄相关性不孕的女性补充 N- 乙酰半胱氨酸的研究很少,但现有成果很有前景。对患有原因不明性不孕的女性,在服用氯米芬和进入人工授精周期前补充 N- 乙酰半胱氨酸可显著改善卵子的发育情况,增加大尺寸卵泡数量,提高妊娠率。同样,一项针对准备接受体外受精 – 胚胎移植的女性的随机研究发现,补充 N- 乙酰半胱氨酸的女性最终获卵数更多,受孕率更高(补充 N- 乙酰半胱氨酸的女性受孕率为 74%,没有补充 N- 乙酰半胱氨酸的女性受孕率为 50%),卵巢的卵泡液中同型半胱氨酸的水平也低得多。

如果补充 N- 乙酰半胱氨酸可以降低卵巢的卵泡液中同型半胱氨酸的水平,那么这将对治疗不孕具有重要意义。同型半胱氨酸对发育中的卵子具有极大的破坏性,因为它会破坏线粒体。补充叶酸提高生育能力的主要原理之一就是降解同型半胱氨酸。显然,补充 N- 乙酰半胱氨酸是另一种可以协助这一重要解毒过程的方式,能够间接为发育中的卵子提供能量。

因此,对存在高同型半胱氨酸水平偏高风险的人,例如存在叶酸代谢基因变异、患有卵巢早衰或有习惯性流产史的人而言,补充 N- 乙酰半胱氨酸可能尤其重要。

N- 乙酰半胱氨酸与多囊卵巢综合征

证明 N- 乙酰半胱氨酸提高生育能力最有力的证据来自多囊卵巢综合征的临床试验。一系列随机双盲安慰剂对照研究发现，患有多囊卵巢综合征的女性补充 N- 乙酰半胱氨酸可以恢复排卵，卵子和胚胎的质量更高，受孕率更高，流产率更低。补充 N- 乙酰半胱氨酸对自然受孕的女性、服用氯米芬或来曲唑等药物的女性，以及通过体外受精 – 胚胎移植怀孕的女性都有益。

补充 N- 乙酰半胱氨酸对长期与不孕作斗争的多囊卵巢综合征患者的影响可能最为显著。在一项临床试验中，多囊卵巢综合征患者的平均不孕年限超过 4 年，这些女性连续 5 天服用了 N- 乙酰半胱氨酸补充剂和促排卵药物氯米芬。结果发现，服用 N- 乙酰半胱氨酸补充剂的女性中有 21% 的人受孕，而服用安慰剂的女性中只有 9% 的人受孕。

N- 乙酰半胱氨酸与流产

正如我们期望的那样，补充 N- 乙酰半胱氨酸能减少炎症，降低同型半胱氨酸水平，似乎也能降低流产风险。

与单独补充叶酸相比，同时补充 N- 乙酰半胱氨酸和叶酸可以显著降低流产率。一项研究发现，补充 N- 乙酰半胱氨酸的女性受孕后的活产率是对照组的 2 倍。其他研究也表明，补充 N- 乙酰半胱氨酸可使多囊卵巢综合征患者的流产率降低 60%。

N- 乙酰半胱氨酸与子宫内膜异位症

补充 N- 乙酰半胱氨酸对子宫内膜异位症患者的帮助也特别大。在最近的一项实验室研究中，研究人员证实了这种抗氧化剂有助于减轻子宫内膜异位症对卵子质量的负面影响。此外，意大利的一项临床研究发现，患有子宫内膜异位症的女性补充 N- 乙酰半胱氨酸，可以改善疼痛和囊肿。经过 3 个月的治疗，1/3 服用 N- 乙酰半胱氨酸的患者病情显著改善，医生取消了她们原定要接受的手术。研究人员称："我们可以得出结论，补充 N- 乙酰半胱氨酸实际上是一种治疗子宫内膜异位症简单而有效的方法，对想怀孕的患者而言是一种合适的治疗方式。"

N- 乙酰半胱氨酸的安全性和副作用

N- 乙酰半胱氨酸被医生广泛推荐用于治疗各种疾病。然而，患者有时会发生过敏等副作用。在接受高剂量 N- 乙酰半胱氨酸注射时，个别患者会发生过敏反应。对某些人而言，补充 N- 乙酰半胱氨酸会引起恶心、腹泻或腹痛。如果你出现了这些副作用，那么我建议你停止补充 N- 乙酰半胱氨酸并关注本章讨论的其他抗氧化剂。

N- 乙酰半胱氨酸的剂量

在临床试验中，N- 乙酰半胱氨酸的一般推荐剂量是每天 600 mg。

N- 乙酰半胱氨酸和乙酰左旋肉碱

乙酰左旋肉碱是一种经常与 N- 乙酰半胱氨酸混淆的营养

素。它们是完全不同的，不能相互取代，但都对身体有助益。

N–乙酰半胱氨酸是由半胱氨酸合成的。相反，肉碱是赖氨酸合成的。肉碱有两种常见形式——左旋肉碱和乙酰左旋肉碱。肉碱经常用作运动或减肥营养素，因为它有助于将脂肪转化为细胞所需的能量。研究表明，补充肉碱也可能有益于提高精子质量，因为它是一种参与线粒体能量生成的抗氧化剂。然而，肉碱对卵子质量的影响目前尚不明确。

在女性生育能力方面，特别是与多囊卵巢综合征有关的研究中，迄今为止的绝大多数研究都集中在左旋肉碱上。随机临床试验发现，补充左旋肉碱能够帮助多囊卵巢综合征患者减轻体重、调节胰岛素水平、恢复排卵、促进卵子发育成熟并提高受孕概率。此外，研究人员还发现，多囊卵巢综合征患者体内的左旋肉碱水平明显偏低。因此，如果你是多囊卵巢综合征患者，那么左旋肉碱应该纳入你的营养素方案，一般推荐剂量为每天 3 g。

对非多囊卵巢综合征患者，目前尚无充分的证据表明补充左旋肉碱或乙酰左旋肉碱是有效的。虽然大部分动物实验表明，补充左旋肉碱可对雌性动物的生育能力带来有益影响，但也有部分研究的结论与此相反。一项关于体外受精–胚胎移植的研究发现，虽然补充左旋肉碱不会增加卵子数量或提高受精能力，但它可能提高受精卵在第 5 天成为优质囊胚的比例。现在确定补充这种营养素对女性生育有益还为时尚早，但如果你以前接受过体外受精–胚胎移植，其中许多胚胎在培养到第 5

天前停止生长，那么你可以考虑补充这种营养素。相对而言，补充左旋肉碱对男性生育能力有益的证据明显有力很多，详见第 13 章的介绍。

结论

许多专家认为，线粒体发生氧化损伤是卵巢衰老的主要机制。为了给发育中的卵子提供所需的能量，天然抗氧化防御系统必须不断地修复氧化损伤。对患有年龄相关性不孕、子宫内膜异位症、多囊卵巢综合征或原因不明性不孕的女性而言，抗氧化防御系统可能已经受到损害，经过检查、确诊后，这些女性可能需要额外补充抗氧化剂。

行动方案

应该补充什么样的抗氧化剂以及补充多少，取决于你面临的是什么样的生育挑战。一般来说，补充 2~3 种抗氧化剂是合理的。与营养素方案相关的具体示例，请参见第 11 章。

最有效的抗氧化剂通常是褪黑素、N– 乙酰半胱氨酸和 α – 硫辛酸，但如果你的胃比较敏感，同时补充褪黑素、维生素 C 和维生素 E 可能对你更有效。以下是上述营养素的一般推荐剂量。

• 褪黑素：接受体外受精 – 胚胎移植的女性或多囊卵巢综合征患者每天补充 1~3 mg，其他情况下每天补充 0.3~1 mg。

• 维生素 E：每天补充 200 IU。

• 维生素 C：每天补充 500 mg。

• α – 硫辛酸：每天补充 200~300 mg 高剂量形式的 R– α – 硫辛酸或 400–600 mg 标准形式的 α – 硫辛酸。

• N– 乙酰半胱氨酸：每天补充 600 mg。

第 8 章

用 Myo- 肌醇恢复排卵

有时问题看起来很复杂，答案却很简单。

——瑟斯博士

适用范围：初级、中期和高级助孕方案

Myo- 肌醇对提高多囊卵巢综合征或胰岛素抵抗患者的卵子质量特别有效。在某些情况下，比如在体外受精 – 胚胎移植中有许多卵子发育不成熟或未能受精、促卵泡激素水平高、有不明原因习惯性流产史或排卵不规律，补充 Myo- 肌醇也是有帮助的。

何谓 Myo- 肌醇？

Myo- 肌醇是一种天然糖分子，存在于多种食物中，比如水果、蔬菜、谷物和坚果。Myo- 肌醇是一种 B 族维生素（维生素 B_8），但它不属于必需维生素，因为人体可以通过葡萄糖合成 Myo- 肌醇。Myo- 肌醇具有多种重要功能，包括在将葡萄糖转运到细胞的过程中发挥关键作用，将睾酮转化为雌激素，以及传递促卵泡激素信号，告诉卵泡启动发育。

在生育方面，Myo- 肌醇最常用于治疗多囊卵巢综合征，因为它是纠正多囊卵巢综合征的特征性荷尔蒙失衡最有效的方法之一。而补充 Myo- 肌醇在非多囊卵巢综合征患者提高体外受精 – 胚胎移植中的卵子数量和质量、解决胰岛素抵抗引起的习惯性流产方面发挥的作用，受到了越来越多的关注。

Myo- 肌醇与体外受精 – 胚胎移植

对不存在多囊卵巢综合征和胰岛素抵抗的女性，Myo- 肌醇的作用尚未确定，但前沿研究已经取得了一些有前景的成果。总而言之，各项研究中最一致的发现是，对未患多囊卵巢综合征、通过体外受精 – 胚胎移植受孕的女性，补充 Myo- 肌醇虽然可能对总体的成功率没有太大影响，但是可以提高成熟卵子的比例和受精率。

目前有限的证据可能不足以证明补充 Myo- 肌醇对一般女

性而言是合理的选择，但符合以下情况时，一般女性还是可以考虑补充 Myo– 肌醇的：

• 此前接受体外受精 – 胚胎移植时有很多卵子未发育成熟，无法受精；

• 存在胰岛素抵抗或空腹胰岛素水平过高；

• 月经不规律或周期较长（超过 30 天）；

• 存在与多囊卵巢综合征相关的荷尔蒙紊乱（如睾酮水平或抗米勒管激素水平偏高）。

此外，由于 Myo– 肌醇有传递促卵泡激素信号的作用，因此有人认为，补充这种营养素可以改善促卵泡激素水平和体外受精 – 胚胎移植中低反应女性的卵子发育情况。

正如本章下文将介绍的，Myo– 肌醇在某些情况下具有预防流产的作用。

Myo– 肌醇与多囊卵巢综合征

补充 Myo– 肌醇是提高多囊卵巢综合征患者生育能力最有效的方法之一，因为它可以帮助纠正这种疾病的特征性荷尔蒙失衡，包括胰岛素抵抗和睾酮偏高。

30 多年来，医生们一直认为患多囊卵巢综合征与胰岛素水平高有关。胰岛素水平高会使卵巢中的睾酮水平升高，从而损害女性生育能力，抑制卵子在最后阶段的发育。睾酮水平高会导致大量卵子停留在未成熟阶段，这些卵子可能永远不会发育成熟到排卵阶段。

多囊卵巢综合征患者胰岛素水平和睾酮水平高的潜在原因之一是肌醇合成能力受损，而肌醇家族中的某些分子（包括 Myo- 肌醇和 D- 手性肌醇）可参与胰岛素的调控和睾酮向雌激素的转化。多囊卵巢综合征患者体内经常存在 Myo- 肌醇不足和 D- 手性肌醇过量的情况。因此，补充 Myo- 肌醇可以恢复胰岛素水平至正常范围，消除睾酮转化为雌激素时的障碍，去除多囊卵巢综合征患者不孕的潜在因素。

如今，许多研究都得出了以下结论：服用 Myo- 肌醇补充剂对多囊卵巢综合征患者确实有益。最早的一项研究报告称，在服用 Myo- 肌醇补充剂 6 个月后，72% 的患者恢复了正常排卵。超过一半的人成功受孕。其他研究也得到了相同的结果。

体外受精 - 胚胎移植研究已发现补充 Myo- 肌醇可以提高获取的成熟卵子的比例，减少未成熟和凋亡卵子的数量。在接受体外受精 - 胚胎移植前至少 3 个月补充 Myo- 肌醇，还可以提高培养成优质胚胎的卵子比例。

简而言之，补充 Myo- 肌醇似乎可以改善多囊卵巢综合征患者的卵子发育和胚胎质量，同时减轻胰岛素抵抗和改善血糖控制情况。而且，补充 Myo- 肌醇的受益对象不仅仅是胰岛素敏感性差的女性。意大利的一项研究报告显示，胰岛素敏感性正常的多囊卵巢综合征患者采用 Myo- 肌醇进行治疗后，在接受体外受精 - 胚胎移植时，卵子和胚胎的质量都得到了提高。这可能与 Myo- 肌醇在睾酮向雌激素转化中起到的作用有关。

联合补充 Myo- 肌醇与其他营养素（尤其是褪黑素）对生

育的好处可能更加明显。研究人员发现，当多囊卵巢综合征患者同时补充褪黑素和 Myo– 肌醇的效果比只补充其中一种好，卵子和胚胎的质量都会得到协同改善。

Myo– 肌醇与妊娠糖尿病

如果你患有多囊卵巢综合征，那么补充 Myo– 肌醇对你的另一个好处是可以降低患妊娠糖尿病的风险。妊娠糖尿病表现为妊娠期血糖水平升高，在多囊卵巢综合征患者中非常常见。

2012 年，研究人员发现，补充 Myo– 肌醇的多囊卵巢综合征患者患妊娠糖尿病的风险明显更低（患病率只有 17%），而未补充 Myo– 肌醇的患者患妊娠糖尿病的比例高达 54%。其他多项临床试验也得出了类似的结果。2015 年，考科蓝组织回顾了过往研究后得出结论：Myo– 肌醇确实对降低妊娠糖尿病的发病率有潜在益处。因此，如果你是多囊卵巢综合征患者，或者存在其他患妊娠糖尿病的危险因素，可咨询医生是否需要在妊娠期补充 Myo– 肌醇。

Myo– 肌醇与习惯性流产

Myo– 肌醇还在预防流产方面发挥积极作用。习惯性流产的罪魁祸首之一是胰岛素抵抗。当肌肉、脂肪和肝脏中的细胞对胰岛素信号停止反应，不再吸收葡萄糖时，就会发生胰岛素抵抗。这会导致高血糖和胰岛素水平高。胰岛素抵抗的症状包括过度口渴或饥饿、经常感到疲劳和频繁受到感染。

在一项研究中，有多次流产史的女性发生胰岛素抵抗的比例是普通人群的 2 倍以上。出现这种关联有很多可能的原因，比如研究人员最近发现体内过量的胰岛素可以直接损害胎盘细胞。

因此，你如果有流产史，那么就需要测试空腹胰岛素水平。如果高于 10 mIU/L，接受降低胰岛素水平的治疗也可以降低你再次流产的概率。

补充 Myo- 肌醇是解决胰岛素水平高最有效的方法之一，因为它在胰岛素信号的传导中起着关键作用，还可以帮助细胞吸收葡萄糖。它与胰岛素增敏剂——二甲双胍一样有效（二甲双胍通常用于治疗糖尿病）。

Myo- 肌醇的安全性、不良反应与剂量

Myo- 肌醇是一种在食物中发现的天然化合物，人体每天也会产生大量的 Myo- 肌醇。额外补充 Myo- 肌醇是非常安全的，即使每天服用高剂量（12 g）Myo- 肌醇补充剂，也只会引起轻微的胃肠道症状，比如恶心。你如果患有精神分裂症或双相情感障碍，则应谨慎补充 Myo- 肌醇，因为在理论上，这么做存在增加躁狂发作的风险。

根据临床研究成果，Myo- 肌醇常见的推荐剂量是每天 4 g，分次服用（早晨 2 g，晚上 2 g）。这与人体每天自然产生的 Myo- 肌醇量接近。理想情况下，Myo- 肌醇应该在体外受

精 – 胚胎移植前至少 3 个月开始补充。何时停止补充需要和医生讨论。许多医生建议患有多囊卵巢综合征或存在胰岛素抵抗的女性在孕期继续服用 Myo– 肌醇补充剂来预防妊娠糖尿病。

D- 手性肌醇的功效

　　D- 手性肌醇是与 Myo– 肌醇类似的化合物，常用于提高多囊卵巢综合征患者的生育能力，但高剂量补充 D– 手性肌醇会产生相反的效果，即卵子的数量和质量双双下降。不幸的是，这种负面影响并不广为人知。早期研究表明，补充 D– 手性肌醇可能对人体有益。但前沿研究发现，这可能弊大于利。举个例子，一项研究发现，与安慰剂组相比，补充 D – 手性肌醇多囊卵巢综合征患者的卵子和优质胚胎数量更少。

　　如今，研究人员正在探究 D- 手性肌醇对多囊卵巢综合征患者可能有害的原因。在人体内，有一种酶负责协调 Myo– 肌醇与 D– 手性肌醇，以将二者的比例维持在正常水平。在肝脏和肌肉中，Myo– 肌醇与 D– 手性肌醇正常比例约为 40：1。在卵巢中，二者的比例约为 100：1。

　　这两种物质的结构非常相似，但实际上在卵巢中的作用并不相同。Myo– 肌醇可支持促卵泡激素的功能，而 D– 手性肌醇支持睾酮的生成。在多囊卵巢综合征患者体内，Myo– 肌醇向 D– 手性肌醇的转化可能过度活跃，使 Myo– 肌醇水平下降，睾酮分泌过剩，导致卵子质量变差。这就解释了为什么补

充 Myo- 肌醇可以提高卵子质量，而补充 D- 手性肌醇只会使
问题变得更严重。

市面上热门的助孕 Myo- 肌醇补充剂均含有少量的 D- 手
性肌醇。掺入 D- 手性肌醇的初衷是模拟两种肌醇在人体内的
40 : 1 的比例。虽然这种组合方案已被证明可以改善多囊卵巢
综合征患者的代谢功能和排卵情况，但我们目前尚不清楚它是
否比单独补充 Myo- 肌醇的效果更好。

行动方案

· 你如果患有多囊卵巢综合征、存在胰岛素抵抗或排卵不
规律，可考虑每天补充 Myo- 肌醇来改善荷尔蒙平衡。

· 你如果之前接受体外受精 – 胚胎移植时存在许多未成熟
的卵子或受精率低，或者促卵泡激素水平偏高并且对促排卵药
物没有反应，那么补充 Myo- 肌醇也值得考虑。

· 一般推荐剂量为每天 4 g，分次补充，早晚各 1 次。

第 **9** 章

用脱氢表雄酮治疗卵巢储备功能减退

别轻易灰心，因为开锁的往往是钥匙串上的最后一把钥匙。

——佚名

适用范围：治疗卵巢储备功能减退和年龄相关性不孕

脱氢表雄酮是卵巢用来制造雌激素和睾酮的前体物质。它在荷尔蒙生成过程中起着至关重要的作用，并且通常随着年龄增长而下降。纠正脱氢表雄酮缺乏可能有助于解决卵巢储备功能减退的问题。补充脱氢表雄酮最常在接受体外受精 – 胚胎移植治疗前开始，这也可能提高自然怀孕的概率。补充脱氢表雄酮还可能有助于减轻最近发现的以睾酮水平低为特征的多囊卵巢综合征，尽管该领域的研究才刚刚开始。

不适用的情形

脱氢表雄酮实际上是一种可以促进雌激素和睾酮生成的荷尔蒙。尽管市面上的脱氢表雄酮为非处方营养素，在服用之前，你需要咨询医生并进行实验室检测，以确定自己是否缺乏这一营养素，这一点非常重要。定期进行实验室检测很重要，这可以确保你服用的剂量不会太高。

医生通常不建议在接受体外受精－胚胎移植前 1 个月才开始补充脱氢表雄酮，因为这种营养素对排卵前至少 3 个月的早期卵泡最有益。此外，在补充这种营养素前还需要做一些检测以确定适合的剂量。这很重要，因为接受体外受精－胚胎移植前脱氢表雄酮水平非常高会对卵子发育的最后阶段造成严重的负面影响。同时，脱氢表雄酮会与某些药物相互作用。所以，医生通常不建议睾酮水平高或有雌激素依赖性癌症病史的人服用脱氢表雄酮补充剂。

何谓脱氢表雄酮？

脱氢表雄酮是一种荷尔蒙前体，主要由位于肾脏上方的肾上腺合成，少量由卵巢合成。卵巢利用脱氢表雄酮制造雌激素和睾酮。脱氢表雄酮水平通常随着年龄的增长而下降，这被认为是患年龄相关性不孕的一个可能原因。患有自身免疫病（比如甲状腺疾病、类风湿关节炎、自身免疫性肾上腺炎）的年轻女性，其体内的脱氢表雄酮水平也可能较低。自身免疫病现在被认为是卵巢早衰的常见原因。研究发现，脱氢表雄酮水平在患有自身免疫病和卵巢功能减退的女性中通常特别低。

如果肾上腺不能产生足够多的脱氢表雄酮，睾酮的生成量就会下降，这会损害处于早期发育阶段的卵子。因此，每个月被招募发育的卵泡数量就会减少，以至于卵泡不能发育到产生抗米勒管激素或在超声检查中可见的阶段。结果是抗米勒管激素水平偏低，卵泡计数下降，即使有数千个处于休眠阶段的卵子等待被招募。

如果测试结果显示你体内的脱氢表雄酮水平太低，无法支持身体生成足够多的睾酮，那么纠正这一不足可能增加卵子数量和提高卵子质量，帮助你接受体外受精－胚胎移植或自然受孕。本章下文将阐述脱氢表雄酮如何通过提高染色体正常卵子的比例来降低流产风险，尽管研究数据有限。

脱氢表雄酮助孕功效的发现

人类生殖医学中心的生殖内分泌专家是使用脱氢表雄酮来提高生育能力的先行者。人类生殖医学中心是一家位于美国纽约的大型诊所，在治疗不孕，尤其是患卵巢储备功能减退的大龄女性不孕方面成绩斐然。其采用脱氢表雄酮治疗不孕始于一名 43 岁的为提高卵子数量而不懈努力的女士。

这位女性在接受体外受精 – 胚胎移植的第一个周期内没有补充脱氢表雄酮，结果只取出了 1 颗卵子，培养出了 1 个胚胎。因此，医生劝她打消进行体外受精 – 胚胎移植的念头。但她坚持使用自己的卵子进行治疗，于是她开始大量阅读文献，试图找到可能有用的信息。

后来，她读到美国贝勒大学研究人员发表的一篇论文。论文中说，补充脱氢表雄酮可能对接受体外受精 – 胚胎移植有益。在这项研究中，5 名女性在补充脱氢表雄酮 2 个月后，卵子数量都有所增加。

读完这篇文献后，这名患者瞒着医生开始服用脱氢表雄酮补充剂。结果在第二次接受体外受精 – 胚胎移植时，她取出了 3 颗卵子，培养出了 3 个胚胎。

令人惊讶的是，随着她继续补充脱氢表雄酮，卵子和胚胎的数量也逐渐增加。她兴奋地说："我终于找到问题所在了。"她的主治医生对此颇感惊讶，因为在她这个年纪，情况一般会越来越糟，而非逐渐好转。在接受体外受精 – 胚胎移植的第 9 个周期，这名女士成功培养出了 16 个胚胎。

卵子数量的持续改善表明脱氢表雄酮的积极影响是可以累积的。现在我们已经知道，至少在排卵前口服脱氢表雄酮补充剂 3~4 个月对早期卵泡发育具有重大影响。

脱氢表雄酮适用于哪些人群?

现在许多生殖专家会向患有卵巢储备功能减退的接受体外受精－胚胎移植的女性——特别是年龄超过 40 岁或接受过体外受精－胚胎移植但只获取了极少卵子的女性推荐脱氢表雄酮补充剂,无论她们的荷尔蒙实验室测试结果如何。更好的做法是在实验室测试结果表明脱氢表雄酮水平偏低,从而导致睾酮水平偏低时使用。补充脱氢表雄酮也会对自然受孕的人有所帮助。以下章节会更详细地讨论这些问题。

脱氢表雄酮与体外受精－胚胎移植

大多数关于脱氢表雄酮的研究都集中在卵巢储备功能减退患者身上,这些女性试图通过体外受精－胚胎移植受孕。包括 40 岁以上的女性以及抗米勒管激素水平低或超声检查结果提示卵泡数量少的年轻女性。

一些随机对照研究报告称,卵巢储备功能减退患者补充脱氢表雄酮至少 3 个月,可以改善其在体外受精－胚胎移植中的妊娠率。例如,2016 年发表的一项对照试验发现,在进行体外受精－胚胎移植前接受脱氢表雄酮治疗的女性成功受孕的概率是其他女性的 2 倍。2018 年的一项研究也得出了相似的结果。

尽管一些研究成果鼓舞人心,但另一些研究发现补充脱氢表雄酮没有明显的益处。研究人员在荟萃分析中汇集了对脱氢表雄酮进行的各种研究数据，发现其中一些研究的体外受精 – 胚胎移植成功率显著较高，而其他的并非如此——这取决于研究人员在分析时选择哪些指标。

研究数据出现差异的可能原因是，在某些情况下，脱氢表雄酮补充剂服用时间不够长或没有给到合适的患者。只有在脱氢表雄酮水平低时开始服用补充剂的患者可能受益。根据实验室测试结果调整剂量也有帮助。但许多临床研究在患者服用营养素补充剂之前或期间没有监测其体内的脱氢表雄酮水平。

缺乏测试是有问题的，因为脱氢表雄酮并不总是越多越好。无论脱氢表雄酮水平太低或太高，卵子都不太可能受精，也不太可能发育成健康胚胎。一项研究揭示了这种双向效应：研究人员将过低和过高的脱氢表雄酮水平纠正到最佳范围内（95~270 μg/dL）显著增加了受精卵的数量和妊娠率。这解释了为什么在不进行测试或不调整剂量的情况下，口服脱氢表雄酮补充剂没有表现出明显益处。

总体而言，研究表明服用脱氢表雄酮补充剂可能提高体外受精 – 胚胎移植的成功率，但必须服用足够长的时间，并且要将较低的脱氢表雄酮水平和睾酮水平调整到最佳范围内，而非升得太高。

脱氢表雄酮与自然受孕

尽管大多数关于脱氢表雄酮的研究都集中在体外受精 – 胚

胎移植方面，但研究也证实，补充脱氢表雄酮可以提高自然受孕和通过宫腔内人工授精受孕的成功率。在宫腔内人工授精病例中，加拿大的生育专家称进入宫腔内人工授精周期之前，服用氯米芬和脱氢表雄酮补充剂数月的女性与对照组相比，前者的妊娠率和活产率更高（分别为 30% 和 21%），而对照组的妊娠率为 9%，活产率为 7%。

研究人员还发布了补充脱氢表雄酮的女性令人惊讶的自然受孕数据。意大利的一组医生对服用脱氢表雄酮后自然受孕的患者进行了一项研究，称一组年轻的低反应患者在接受体外受精 – 胚胎移植前补充脱氢表雄酮 3 个月，有 25% 患者在接受体外受精 – 胚胎移植前自然受孕了。在他们研究的患者中，40 岁以上、服用脱氢表雄酮补充剂的人自然怀孕率为 21%，而对照组为 4%。

这是一个非同寻常的发现，需要进一步证实，尽管还有其他多家生殖中心的个案报告都支持这一结果。一旦得到正式科学研究的进一步证实，这些报告和发现将表明补充脱氢表雄酮能够提高卵巢储备功能减退患者的生育能力，患者可能不需要费心于体外受精 – 胚胎移植。

在极少数情况下，卵巢功能严重受损的女性在补充脱氢表雄酮后也能够怀孕。多份病例报告描述了患有卵巢早衰或早发性卵巢功能不全的女性补充脱氢表雄酮数月后恢复正常月经周期并自然受孕的情况。这一结果似乎相对罕见，因为另一项规模更大的研究成果令人失望。尽管如此，如果你属于这一类人，那么补充脱氢表雄酮可能值得一试，即使成功率很低。第 15 章和第 16 章会介绍其他改善卵巢功能不全的策略。

脱氢表雄酮与流产

尽管证据尚不充分，但脱氢表雄酮似乎也可以降低卵子染色体异常的发生率，从而降低流产率。一项对接受体外受精 - 胚胎移植女性的研究表明，补充脱氢表雄酮的女性流产率出乎意料地低。该研究中女性的妊娠丢失率比全美平均水平低 50%~80%，流产率低至 15%。

研究人员进一步探讨了这个问题，查看了体外受精 - 胚胎移植中胚胎染色体筛查异常女性的数据。研究人员发现，补充脱氢表雄酮的女性胚胎染色体正常的比例更高。

尽管还需要更多的研究，但现有证据表明，补充脱氢表雄酮可能确实降低了染色体异常的发生率，从而降低了流产风险。这与研究人员此前发现补充脱氢表雄酮和卵泡中睾酮水平升高、胚胎染色体错误发生率较低存在关联吻合。并非所有研究都显示补充脱氢表雄酮能降低流产率，但研究人员查看了最近所有对照研究的数据后发现，整体研究趋势还是认为补充脱氢表雄酮能降低女性流产率。值得注意的是，只有当体内的脱氢表雄酮太少而无法支持身体生成足够多的睾酮时，补充它才可能有帮助。

脱氢表雄酮与子宫内膜异位症

目前，很少有研究人员关注子宫内膜异位症患者补充脱氢表雄酮的情况。因此，我们不能完全排除长期补充脱氢表雄酮诱发体内雌激素水平升高的可能。正因为如此，有些生殖中心建议子宫内膜异位症患者和抗米勒管激素水平低的人短期补充脱氢表雄酮，以获得良好结果。一些已发表的病例报告称子宫内膜异位症患者服用脱氢表雄酮补充剂后接受体外受精 – 胚胎移植获得了成功，可获得的卵子数量明显增加。2021 年发布的第一个关于脱氢表雄酮与子宫内膜异位症的随机试验发现，在接受体外受精 – 胚胎移植前补充脱氢表雄酮 90 天后，虽然胚胎数量没有增加，但是胚胎移植可行性和活产率明显提高了。研究人员尚不清楚成功妊娠是由于胚胎质量更好，胚胎移植可行性提高，还是由于补充脱氢表雄酮使胚胎更容易在子宫内膜异位症患者的子宫内膜上着床。

脱氢表雄酮与多囊卵巢综合征

一般不推荐多囊卵巢综合征患者补充脱氢表雄酮，因为多囊卵巢综合征患者的睾酮水平通常较高。但补充脱氢表雄酮可能对多囊卵巢综合征亚群患者有益。这些患者的特征是抗米勒管激素水平高、硫酸脱氢表雄酮和睾酮的水平低，格莱谢尔博士的报告称，补充脱氢表雄酮能够改变这些女性体外受精 – 胚胎移植的结果。

脱氢表雄酮实验室检测

荷尔蒙检测能够确定补充脱氢表雄酮能否对你的病情有所帮助。由于血液中的脱氢表雄酮水平在不同的时段存在较大的差异，因此，一般检测的是脱氢表雄酮的硫酸盐形式，即硫酸脱氢表雄酮。硫酸脱氢表雄酮反映的是脱氢表雄酮的存储态，它的水平波动很小。当然，检测睾酮水平也很重要。如果硫酸脱氢表雄酮处于中等水平，但睾酮水平低，那么医生会建议补充脱氢表雄酮以产生更多的睾酮。

虽然睾酮通常被认为是一种雄激素，但它在卵巢中的作用很重要，它能够每月鼓励更多的早期卵泡发育。补充脱氢表雄酮可通过提高睾酮水平以支持早期阶段的卵子发育。这意味着如果你的脱氢表雄酮水平相对较低，但睾酮水平正常，那么补充脱氢表雄酮对你可能没有帮助。硫酸脱氢表雄酮和睾酮的参考水平范围尚不明确，但研究表明，出于生育目的，硫酸脱氢表雄酮水平应该在 95~270 μg/dL，理想水平为接近 180 μg/dL。女性总睾酮水平的正常范围是 8~60 ng/dL，但达到生育目的的最佳范围可能是 25~45 ng/dL。睾酮水平可能比硫酸脱氢表雄酮水平更重要，因为补充脱氢表雄酮的目的是使睾酮达到理想水平。如果你的总睾酮水平高于 25 ng/dL，那么你可能不需要补充脱氢表雄酮，即使你的硫酸脱氢表雄酮水平偏低。

如果医生建议你补充脱氢表雄酮，那么为了确保剂量合适并将睾酮水平保持在最佳范围，你应定期对脱氢表雄酮和睾酮水平进行检测。很多女性发现自己的睾酮水平高于最佳范围，需要降低剂量。

脱氢表雄酮的剂量

生殖中心常推荐以及在研究中常采用的脱氢表雄酮剂量为每天 75 mg，分三次补充，每次 25 mg。当前的研究一致地选择了这个剂量，很少有研究探索改善生育率实际上需要多大的剂量，我们认为实际所需剂量比当前通用剂量低得多。

如果目的是模仿肾上腺功能健康的年轻女性每天自然合成的脱氢表雄酮的量，那么更合适的剂量是每天 25 mg。你即使采用这个剂量，一般 4 周后仍需要检测体内硫酸脱氢表雄酮和睾酮的水平，以确保所补充的脱氢表雄酮不会超量，因为有些女性即使采用的脱氢表雄酮剂量相对低，睾酮水平也会明显地提高。由于脱氢表雄酮的作用机制是支持数月后成熟的早期卵泡，所以补充脱氢表雄酮最佳的起始时间是体外受精－胚胎移植、人工授精和排卵前的 3~4 个月。随着卵子发育成熟，脱氢表雄酮的作用越来越小，更多的是确保睾酮水平不会太高。这是因为睾酮有助于早期卵泡发育，但过量的睾酮会损害卵子发育的最终阶段，导致卵子无法发育成熟且无法受精。因此一些生殖中心建议在接受体外受精－胚胎移植药物治疗时停止补充脱氢表雄酮。如果你正试图自然受孕或通过人工授精受孕，那么你受孕时通常可停止服用脱氢表雄酮补充剂。

补充脱氢表雄酮而非睾酮

补充脱氢表雄酮的目的如果是纠正睾酮水平低，就会引出另一个问题：为什么不直接补充睾酮？事实上，有些医生更喜欢直接让患者补充睾酮，特别是在患者的身体难以将脱氢表雄酮转化为睾酮时。大多数针对使用睾酮的实验证实，补充睾酮可以使体外受精 – 胚胎移植出现阳性结果。

然而，总而言之，补充脱氢表雄酮被认为是一个更好的方法，因为它让身体只在需要的地方产生睾酮，而非让整个身体都受到睾酮影响，从而减少了副作用。

脱氢表雄酮的安全性和不良反应

由于补充脱氢表雄酮可以提高睾酮水平，所以补充脱氢表雄酮（特别是当剂量过高的时候）可能引起与雄激素过量相关的不良反应，包括油性皮肤、痤疮、脱发、面部毛发生长等。补充脱氢表雄酮还会引起月经周期延长。

人类生殖医学中心的研究人员报告称，在一项针对超过1 000 名服用脱氢表雄酮补充剂的患者的研究中，他们没有观察到任何具有临床意义的不良反应。另一项随机临床研究也没有观察到明显的副作用，其他非生育相关领域的研究报告也都指出长期补充脱氢表雄酮是安全的。

然而，脱氢表雄酮可以与药物发生相互作用。例如，它可以与糖尿病药物相互作用，增加胰岛素敏感性。脱氢表雄酮不适用于某些疾病（如双相情感障碍或荷尔蒙敏感性癌症）的患者，因为补充脱氢表雄酮可以增加雌激素的生成。

同样值得注意的是，硫酸脱氢表雄酮水平高会使黄体酮实验室测试结果的准确性降低。在这种情况下，黄体酮的实际水平可能比测试结果高。

行动方案

如果你患有卵巢储备功能减退、年龄相关性不孕、自身免疫病或存在早期流产史，那么检测硫酸脱氢表雄酮和睾酮的水平是有帮助的。如果以上荷尔蒙的水平低于最佳范围，那么你最好与医生讨论补充脱氢表雄酮补充剂以改善卵子的发育情况。

硫酸脱氢表雄酮的最佳范围：95~270 μg/dL，理想情况下接近 180 μg/dL

总睾酮最佳范围：8~60 ng/dL，理想情况下为 25~45 ng/dL

第 ⑩ 章

弊大于利的食物和营养素

我们被淹没在信息中，却渴望知识。

——约翰·奈斯比特

　　许多被吹捧有助孕效果的营养素几乎没有科学依据的支撑，事实上，补充这些营养素可能使卵子质量更差。这些营养素的共同点是听起来不错，有抗氧化特性，但大部分不是细胞的自然组成部分，也没有针对备孕女性进行过充分研究（比如白藜芦醇，这是一种有效的抗氧化剂，但它与辅酶 Q_{10}、维生素 E 和褪黑素不同，后三者的主要功能不作用于卵巢细胞）。因此，这些营养素可能对生育能力具有不可预测的、潜在的不良影响。

　　本章介绍了几种常见的，但是你应完全避免或小心补充／食用的营养素和食物。在某些情况下，它们可能对你有益，但没有明确的证据表明它们在所有情况下都对你有好处。事实上，它们可能还是有害的。本章介绍的营养素和食物包括以下几种：

- 白藜芦醇；
- 姜黄素；
- 圣洁莓；
- 玛卡；
- 碧萝芷；
- 蜂王浆；
- 高剂量的左旋精氨酸。

白藜芦醇

　　白藜芦醇是在红酒中发现的一种抗氧化剂，长期以来以有益于长寿和改善线粒体功能为人所知。基于这些所谓的益处，白藜芦醇已成为一种流行的助孕营养素。有证据表明，它可以提高卵子质量和改善线粒体功能，但这可能是有代价的。

　　具体而言，有研究发现，补充白藜芦醇的女性在胚胎移植中的受孕率比其他女性低得多，流产率更高。领导这项研究的研究人员认为，白藜芦醇会改变子宫内膜，使其不易接受植入的胚胎。

根据这项研究得出任何确切结论还为时过早，因为选择补充白藜芦醇的女性年龄明显偏大，抗米勒管激素水平也较低。受孕率较低和流产率较高可能只反映了补充白藜芦醇组的女性卵子质量差，而非该营养素导致了胚胎移植的阴性结果。然而，这项研究提供了谨慎补充白藜芦醇的理由，其他研究也表明白藜芦醇对子宫内膜细胞有直接影响。

有两项研究没有发现白藜芦醇对妊娠或流产率存在负面影响，但也没有发现其存在益处。这两项研究中，补充白藜芦醇与卵子受精率和优质囊胚比例升高存在相关性，并且总体而言对怀孕或流产没有影响。在其中一项研究中，研究人员将白藜芦醇与褪黑素进行了比较。补充白藜芦醇对总体结果几乎没有影响，而补充褪黑素使受孕率翻了一番，流产率减少一半。这表明，即使补充白藜芦醇确实有益，但与补充褪黑素相比则相形见绌。

简而言之，迄今为止对白藜芦醇有限的研究表明，补充白藜芦醇可能提高卵子和胚胎质量，但程度有限。它可能不会提高受孕概率，或许是因为它干扰了子宫内膜的发育。你如果试图通过体外受精 – 胚胎移植受孕，并计划进行冷冻胚胎移植，那么这可能不成问题，因为白藜芦醇对子宫内膜的作用时间非常短暂。然而，你如果考虑进行新鲜胚胎移植，那么在取卵前 2 周停止补充这种营养素会是一个明智的选择。

姜黄素

姜黄及其活性成分姜黄素因其抗氧化和抗炎特性被广泛应用。针对子宫内膜异位症患者的研究发现，补充姜黄素可以显著减轻疼痛和其他症状。但对生育而言，这不一定是个好消息，因为姜黄素可能抑制子宫内膜细胞生长，破坏胚胎植入过程。

初步研究表明，高剂量的姜黄素补充剂实际上可能干扰雌激素信号传导并抑制子宫内膜的正常发育。2021年，医生们注意到有两位准备进行冷冻胚胎移植的女性，最初子宫内膜发育良好，随后子宫内膜厚度突然变薄，导致胚胎移植被取消。这两位女性当时正在服用高剂量的姜黄素补充剂。动物研究表明，姜黄素可能干扰卵子和胚胎的发育。由于以上这些原因，你在尝试怀孕时，最好避免服用高剂量的姜黄素补充剂。使用姜黄作为食物中的香料是没有问题的。

圣洁莓

圣洁莓是地中海地区的一种药用植物，已经使用了数个世纪，用于治疗经前期综合征和缓解女性更年期时出现的症状。

很少有证据表明圣洁莓可以提高生育能力，目前也没有相应的随机对照试验。如果服用圣洁莓补充剂确实对备孕女性有益，那么这可能是通过降低催乳素和提高黄体酮的水平来实现的。即便如此，该补充剂也可能只在催乳素水平和黄体酮水平异常的情况下才有帮助。由于缺乏可靠的数据，你必须在服用圣洁莓补充剂前权衡利弊。一项小型动物研究发现，流产率升高与受孕前服用圣洁莓补充剂有关。

如果你的黄体酮水平很低，并且正试图自然受孕，那么你可以寻求更好的途径，包括与医生讨论与黄体酮治疗有关的问题。使用非处方的黄体酮乳剂或乳膏，都可能是比服用圣洁莓补充剂更好的选择。服用前几章讨论的可提高卵子质量的营养素补充剂，也可能有助于保护用于制造黄体酮的卵泡细胞。

玛卡

玛卡是一种生长在秘鲁的植物的根，被古代印加人用作食物和草药。它与西蓝花、萝卜属于同一科植物，被视为"秘鲁人参"和"大自然中的西地那非"。初步研究表明，服用玛卡补充剂可能改善精液参数，但少有研究探索其对女性生育的潜在益处。仅少数研究表明了服用玛卡补充剂可能降低女性的促卵泡激素水平。但即使在这一点上，证据也不一致，有些研究发现，服用玛卡补充剂不会影响促卵泡激素水平，甚至会增加促卵泡激素的分泌量。

除了缺乏数据外，玛卡的主要问题是极可能受到了铅、砷和镉等重金属的污染。全球大部分的玛卡产区受当地采矿等工业活动的影响，土壤被重金属污染。玛卡在生长时可以从土壤中吸收这些重金属。一项研究发现，秘鲁玛卡样品中砷和镉的水平明显高于安全范围。考虑到缺乏支持使用玛卡的证据，这种补充剂不值得你冒险服用。

碧萝芷

碧萝芷是一种松树皮提取物，已被证明具有抗氧化和抗炎作用。虽然缺乏可靠临床试验的支持，但有些人依然将它纳入了可以提高卵子质量的补充剂清单。

迄今为止，研究人员只知道碧萝芷可能减轻子宫内膜异位症患者的疼痛感。这可能是由于其有抗炎作用。但是碧萝芷还可能抑制使子宫内膜增殖的生长因子。虽然这有助于缓解子宫内膜异位症的症状，不过由于生长因子可以促进宫内膜发育，所以备孕女性选择服用碧萝芷补充剂可能产生相反的效果。

由于碧萝芷是一种人体无法合成的物质，所以我们有理由对其安全性持谨慎态度。到目前为止，还没有任何可靠的临床研究表明碧萝芷可以提高卵子质量或生育能力。由于缺乏可信的证据，所以我们没有理由冒险去服用碧萝芷。有很多其他效果和安全性都很好的营养素可供你选择，比如辅酶 Q_{10} 和褪黑素，这些抗氧化剂天然存在于卵泡内，它们的安全性和副作用已被很多大型双盲对照临床研究证实。

蜂王浆

蜂王浆是工蜂分泌的一种物质，是蜂王的食物。蜂王浆含有多种荷尔蒙，据说它们能够极大地提高蜂王的生育能力并延长其寿命。基于这一认识，长期以来，蜂王浆一直在助孕方面得到应用。

截至本书撰写时，尚无可靠的临床研究支持蜂王浆可以提高卵子质量。相反，喝蜂王浆导致的致命过敏反应不时见诸报端。这些过敏反应可能是由蜂王浆中一些与蜂毒相似的过敏原造成的。此外，蜂王浆中的荷尔蒙可能破坏机体的荷尔蒙平衡，进而对健康带来无法预测的影响。鉴于其功效尚不明确，而且不良反应较为严重，所以不推荐将蜂王浆作为助孕补充剂。

高剂量的左旋精氨酸

左旋精氨酸是一种天然存在于卵泡中的氨基酸，是最流行的助孕营养素之一，但其支持证据并不一致。推荐补充左旋精氨酸来提高卵子质量的人认为，这能增加一氧化氮的产生。由于一氧化氮具有扩张血管的作用，因此，补充左旋精氨酸后卵巢和子宫的血液供应会得到改善，这会使促进卵泡生长的多种荷尔蒙和营养素的水平也随之增加。

早期关于左旋精氨酸的研究成果显示了该营养素的巨大前景，体外受精－胚胎移植治疗中表现为卵巢低反应的女性补充高剂量左旋精氨酸后体外受精－胚胎移植周期取消率降低，卵子和胚胎的数量增加。然而，后续研究表明，对患有输卵管性不孕而非卵巢低反应的女性而言，补充高剂量左旋精氨酸实际上会降低卵子和胚胎的数量和质量。卵泡中左旋精氨酸水平很高的女性在体外受精－胚胎移植中取出的卵子和健康发育的胚胎往往较少，这与其他研究成果一致。

对卵巢功能受损的女性而言，补充一定量的左旋精氨酸可能是有益的，但在剂量过高或卵巢功能已经很好的情况下就会产生不良影响。在上文提到的两项研究中，女性被给予的左旋精氨酸剂量为每天 16 g。这远远超过了我们通常从食物中获得的量——每天 4~6 g。

尽管研究表明，女性最好避免在取卵和备孕期间摄入高剂量的左旋精氨酸，但是你不必担忧复合补充剂中较低剂量的左旋精氨酸，比如 4 个补充剂胶囊中的左旋精氨酸含量小于 1 g。在低剂量的情况下，补充左旋精氨酸甚至可能是有益的，正如 2020 年的一项研究所发现的那样，接受体外受精－胚胎移植前每天服用 1~2 g 左旋精氨酸补充剂的女性，妊娠率相对偏高一点。

如果你正在准备胚胎移植，补充左旋精氨酸可能更有意义，第 14 章会介绍这方面的知识。补充左旋精氨酸可以促进子宫的血液流动，从而可能有助于在子宫内膜植入胚胎。

结论

许多流行的助孕营养素几乎没有证据支持其安全性和有效性，事实上其作用可能适得其反。你应避免或谨慎服用以下这些助孕营养素。

- 白藜芦醇；
- 姜黄或姜黄素；
- 圣洁莓；
- 玛卡；
- 碧萝芷；
- 蜂王浆；
- 高剂量的左旋精氨酸。

第 **11** 章

你的完整营养素方案

一个好的系统缩短了与目标之间的距离。

——奥里森·斯韦特·马登

本章提供了针对不同情况的、完整的补充剂方案，包括适用于初学者的初级方案，针对难治性不孕、多囊卵巢综合征患者和进行卵子冷冻的女性的中级方案，以及针对子宫内膜异位症患者、有流产史和接受体外受精－胚胎移植的女性的高级方案。

初级方案

如果你刚刚开始考虑备孕，并且不存在任何生育问题，那么你可能需要的是初级营养素方案。根据此方案补充营养素可以缩短备孕时间，降低发生流产和妊娠并发症（如早产和先兆子痫）的风险。

• 尽早每日服用孕期复合维生素补充剂。每剂含至少 800 μg 甲基叶酸。

• 考虑每天补充辅酶 Q_{10}。辅酶 Q_{10} 最有效的形式是泛醇或高吸收率配方的泛醌，基本剂量为每天 200 mg，最好在早晨随餐服用。

• 检测维生素 D 水平，如果低于理想水平（40 ng/mL），则应考虑每天补充 4 000~5 000 IU 维生素 D_3。如果严重缺乏维生素 D，则应连续 2 周每天补充 10 000 IU 维生素 D。

• 如果不经常吃鱼，则可以考虑服用富含 ω–3 脂肪酸（每天补充 500 mg）的鱼油补充剂。第 12 章将讨论这个话题。

在妊娠测试结果显示阳性以后，通常需要停止服用辅酶 Q_{10} 补充剂，继续服用孕期复合维生素和维生素 D 补充剂，因为后两者在孕期都很重要。补充 ω–3 脂肪酸和胆碱在孕期也有帮助，正如我在其他关于怀孕的书中所描述的那样。

中级方案

方案 1：适用于难治性不孕患者

你如果存在不孕问题，但尚未接受宫内人工授精或体外受精－胚胎移植，那么你可以采取一种折中的方案，在初级方案的基础上增加一些其他的营养素，特别是抗氧化剂。研究表明，原因不明性不孕患者的卵泡液常常存在抗氧化能力受损的情况，补充抗氧化剂可以缩短备孕所需的时间。你可以考虑补充下列营养素（如果你决定接受体外受精－胚胎移植，请阅读本章的高级方案）。

• 孕期复合维生素。每天需补充至少 800 μg 甲基叶酸或食物中的天然叶酸。

• 泛醇。每天补充 400 mg，早餐和午餐时各补充一次，每次 200 mg。

• 维生素 C（每天补充 500 mg）和维生素 E（每天补充 200 IU）。还可以考虑补充 α－硫辛酸或 N-乙酰半胱氨酸来增强抗氧化能力。

• 如果你的维生素 D 水平低于理想水平（40 ng/mL），则应考虑每天补充 4 000~5 000 IU 维生素 D_3。如果严重缺乏维生素 D，则应连续 2 周每天补充 10 000 IU 维生素 D_3。

• 如果存在维生素 B_{12} 缺乏，则需要考虑每天补充 1 000~2 000 μg。最好选择羟钴胺或腺苷钴胺；甲钴胺也很有效，但是高剂量有时会产生副作用。

· 如果不经常吃鱼，则可以考虑服用富含 ω–3 脂肪酸（每天补充 500 mg）的鱼油补充剂。第 12 章将讨论这个话题。

在妊娠测试结果显示阳性以后，通常需要停止服用大部分营养素补充剂，除了孕期复合维生素和维生素 D 补充剂，这在孕期很重要。补充 ω–3 脂肪酸和胆碱在孕期也有帮助，正如我在其他关于怀孕的书中所描述的那样。

方案 2：适用于多囊卵巢综合征患者或排卵不规律的女性

患有多囊卵巢综合征是不孕的常见原因，表现为胰岛素水平高和睾酮水平高，会对卵子质量和控制排卵的荷尔蒙造成负面影响。为了提高卵子质量和恢复荷尔蒙平衡，建议在计划受孕前 2~3 个月开始补充下列营养素。

· 孕期复合营养素。每天需补充至少 800 μg 甲基叶酸或食物中的天然叶酸。

· Myo– 肌醇。每天 4g，早晚各补充 2 g。

· 泛醇。每天 400 mg，早餐和午餐时各补充 200 mg。

· R–α– 硫辛酸。每天 200 mg，最好在饭前 30 分钟补充。

· N– 乙酰半胱氨酸。每天 600 mg，随时补充。

· 左旋精氨酸。每天 3 g，随时补充。

· 褪黑素。每天 1~3 mg，睡前补充。

· 要求医生对你体内的维生素 D 水平进行检测，如果

检测结果低于理想水平(40 ng/mL),则应考虑每天补充
4 000~5 000 IU维生素 D_3。如果你严重缺乏维生素 D,则应连
续 2 周每天补充 10 000 IU 维生素 D_3。

• 如果缺乏维生素 B_{12},则需要每天补充 1 000~2 000 μg。
最好选择羟钴胺或腺苷钴胺;甲钴胺也很有效,但是高剂量有
时会产生副作用。

• 如果不经常吃鱼,则可以考虑服用富含 ω-3 脂肪酸(每
天补充 500 mg)的鱼油补充剂。第 12 章将讨论这个话题。

在妊娠测试结果显示阳性以后,通常需要停止服用大部分
营养素补充剂,除了孕期复合维生素和维生素 D 补充剂,这
在孕期很重要。持续补充肌醇可能是必要的,因为这可以帮助
多囊卵巢综合征患者预防妊娠糖尿病。补充 ω-3 脂肪酸和胆
碱在孕期也有帮助,正如我在其他关于怀孕的书中所描述的
那样。

方案 3:适用于进行卵子冷冻的女性

在准备冷冻卵子时,服用一些基础的营养素补充剂和抗氧
化补充剂可能有助于你在取卵时增加优质卵子数量,这些优质
卵子所形成的胚胎存活率可能更高。建议考虑在取卵前 3 个月
补充以下营养素。

• 孕期复合维生素。每剂含至少 800 μg 的甲基叶酸或食物
中的天然叶酸。

• 泛醇。每天 400 mg,早餐和午餐各服一粒,一粒

200 mg。

· 补充维生素 C（每天 500 mg）和维生素 E（每天 200 IU）。

· 为了增强抗氧化能力，还可以考虑补充褪黑素（如每天 1 mg）、α‐硫辛酸或 N‐乙酰半胱氨酸。

· 如果维生素 D 水平的检测结果低于理想水平（40 ng/mL），则应考虑每天补充 4 000~5 000 IU 维生素 D_3。你如果严重缺乏维生素 D，则应连续 2 周每天补充 10 000 IU 维生素 D_3。

· 如果缺乏维生素 B_{12}，则最好每天补充 1 000~2 000 μg 维生素 B_{12}。最好选择羟钴胺或腺苷钴胺；甲钴胺也很有效，但是高剂量有时会产生副作用。

· 如果不经常吃鱼，可以考虑服用富含 ω‐3 脂肪酸（每天补充 500 mg）的鱼油补充剂，第 12 章将讨论这个话题。

高级方案

方案 1：适用于子宫内膜异位症患者

子宫内膜异位症能够在多方面影响女性的生育能力。其中，引起炎症和氧化应激会直接影响正在发育的卵子。研究表明，补充恰当的营养素可在一定程度上缓解这些问题。你可以考虑补充下列营养素。

· 孕期复合营养素。每天需补充至少 800 μg 甲基叶酸或食物中的天然叶酸。

• 辅酶 Q_{10}（泛醇或高吸收率配方的泛醌）。每天 400 mg，早餐和午餐时各补充 200 mg。对疑难病例，有些医生建议每天补充 600 mg。

• R–α–硫辛酸。每天 300 mg，最好在饭前 30 分钟补充

• N–乙酰半胱氨酸。每天 600 mg，随时补充。

• 维生素 C。每天 1 000 mg，随时补充。

• 褪黑素。在准备自然受孕的情况下，每晚睡前补充 1 mg。你如果准备接受体外受精–胚胎移植，则每晚补充 1~3 mg。

• 你如果之前因获卵数不足而在体外受精–胚胎移植中失败、抗米勒管激素水平低或卵泡计数少，请让医生检测你体内的硫酸脱氢表雄酮水平和睾酮水平；如果你体内的硫酸脱氢表雄酮水平未达到参考范围的较高值，那么请在再次接受体外受精–胚胎移植前让医生为你开 2~3 个月的脱氢表雄酮补充剂。针对子宫内膜异位症患者补充脱氢表雄酮相关的研究极少，但早期的研究成果显示，补充脱氢表雄酮有助于消除子宫内膜异位症对卵巢储备功能造成的不良影响。

• 要求医生对你体内的维生素 D 水平进行检测，如果检测结果低于理想水平（40 ng/mL），则应考虑每天补充 4 000~5 000 IU 维生素 D_3。有人认为，维生素 D 水平高（60 ng/mL）有助于减轻与子宫内膜异位症相关的炎症。如果严重缺乏维生素 D，则可以连续 2 周每天补充 10 000 IU 维生素 D_3。

• 如果缺乏维生素 B_{12}，则最好每天补充 1 000~2 000 μg。最好选择羟钴胺或腺苷钴胺；甲钴胺也很有效，但是高剂量有时会产生副作用。

• 如果不经常吃鱼，则可以考虑服用富含 ω-3 脂肪酸（每天补充 500 mg）的鱼油补充剂。第 12 章将讨论这个话题。

在妊娠测试结果显示阳性以后，通常需要停止服用大部分营养素补充剂，除了孕期复合维生素和维生素 D 补充剂，这在孕期很重要。持续补充肌醇可能是必要的，因为这可以帮助多囊卵巢综合征患者预防妊娠糖尿病。补充 ω-3 脂肪酸和胆碱在孕期也有帮助，正如我在其他关于怀孕的书中所描述的那样。

方案 2：适用于习惯性流产患者

尽管会导致习惯性流产的因素有很多，比如凝血功能不良和免疫功能紊乱，但近一半的早期流产都是卵子染色体异常导致的。通过提高卵子质量，我们或许可以降低产生染色体错误的概率，降低流产风险。你可以考虑在准备受孕前 2~3 个月开始补充下列营养素。

• 孕期复合营养素。每天需补充至少 800 μg 甲基叶酸或食物中的天然叶酸。

• 辅酶 Q_{10}（泛醇或高吸收率配方的泛醌）。每天 400 mg，早餐和午餐时各补充 200 mg。

• R-α-硫辛酸。每天 200~300 mg，最好在饭前 30 分钟补充。

- 维生素 E。每天 200 IU，随时补充。

- N- 乙酰半胱氨酸。每天 600 mg，随时补充。

- Myo- 肌醇。如果存在胰岛素抵抗，可以考虑补充 Myo-肌醇，建议剂量为每天 4 g，早晚各补充 2 g。

- 褪黑素。在准备自然受孕的情况下，每晚睡前补充 1 mg。你如果准备接受体外受精 – 胚胎移植，则每晚补充 1~3 mg。

- 请医生对你体内的维生素 D 水平进行检测。如果检测结果低于理想水平（40 ng/mL，虽然为了控制炎症可以选择更高的标准），则应考虑每天补充 4 000~5 000 IU 维生素 D_3。如果你严重缺乏维生素 D，则应连续 2 周每天补充 10 000 IU 维生素 D_3。

- 请医生对你体内的硫酸脱氢表雄酮水平和睾酮水平进行检测，特别是当你年龄偏大、抗米勒管激素水平偏低或卵泡计数较少时。补充脱氢表雄酮可以预防卵子染色体异常，有助于增加每月正常成熟卵子的数量，减少因染色体错误导致流产的潜在风险，虽然这方面的研究数据不多。

- 确保你的伴侣每天也服用含甲基叶酸的复合维生素补充剂、辅酶 Q_{10} 补充剂（每天补充至少 200 mg 泛醇或高吸收率配方的泛醌），以及第 13 章中讨论的可提高精子质量的营养素补充剂。

- 如果缺乏维生素 B_{12}，则最好每天补充 1 000~2 000 μg。

最好选择羟钴胺或腺苷钴胺；甲钴胺也很有效，但是高剂量有时会产生副作用。

• 如果不经常吃鱼，则可以考虑服用富含 ω–3 脂肪酸（每天补充 500 mg）的鱼油补充剂。第 12 章将讨论这个话题。

在妊娠测试结果显示阳性以后，通常需要停止服用大部分营养素补充剂，除了孕期复合维生素和维生素 D 补充剂，这在孕期很重要。研究人员建议在早期妊娠期间继续补充 N- 乙酰半胱氨酸和低剂量的辅酶 Q_{10}，以降低流产和先兆子痫的风险，虽然目前还没有支持该建议的有力证据。补充 ω–3 脂肪酸和胆碱在孕期也有帮助，正如我在其他关于怀孕的书中所描述的那样。

方案 3：适用于接受宫内人工授精或体外受精－胚胎移植的女性

如果你被诊断出患有卵巢储备功能减退或大龄不孕，或者因其他原因（如患子宫内膜异位症）而需要接受体外受精－胚胎移植或宫内人工授精，那么，为了提高卵子质量，你需要采用更积极的方案才能取得很好的效果。你可以在进入下个体外受精－胚胎移植周期前 2~3 个月开始服用下列营养素。

• 孕期复合营养素。每天需补充至少 800 µg 甲基叶酸或天然叶酸。

• 辅酶 Q_{10}（泛醇或高吸收率配方的泛醌）。每天 400 mg，早餐和午餐时各补充 200 mg。对疑难病例，有些医生建议每天补充 600 mg。

• R-α-硫辛酸。每天 200~300 mg,最好在饭前 30 分钟服用。

• N-乙酰半胱氨酸。每天 600 mg,随时服用。

• 维生素 E。每天 200 IU,随时服用。还可以加服维生素 C(每天 500 mg)补充剂,以进一步提高身体的抗氧化能力。

• 褪黑素。在接受人工授精的情况下,每天补充 0.3~1 mg,如果你准备接受体外受精-胚胎移植,则每晚睡前补充 1~3 mg。

• 请医生对你体内的硫酸脱氢表雄酮水平和睾酮水平进行检测。如果检测结果偏低,请让医生在你进入下一个人工授精周期和体外受精-胚胎移植周期前,为你开至少 3 个月的脱氢表雄酮补充剂。脱氢表雄酮的标准治疗剂量是每天 75 mg(每天分 3 次补充,每次 25 mg),但你最好从每天 25 mg 开始服用。

• 请医生对你体内的维生素 D 水平进行检测。如果检测结果低于理想水平(40 ng/mL),则应考虑每天补充 4 000~5 000 IU 维生素 D_3。如果严重缺乏维生素 D,则应连续 2 周每天补充 10 000 IU 维生素 D_3。

• 如果缺乏维生素 B_{12},则最好每天补充 1 000~2 000 μg。最好选择羟钴胺或腺苷钴胺。甲钴胺也很有效,但是高剂量有时会产生副作用。

• 如果不经常吃鱼,则可以考虑服用富含 ω-3 脂肪酸(每天补充 500 mg）的鱼油补充剂。第 12 章将讨论这个话题。

　　各种营养素停止补充的时间是不同的。通常情况下，开始使用人工授精和体外受精 – 胚胎移植药物时，就要停止补充脱氢表雄酮。而 α – 硫辛酸、维生素 C 和 N– 乙酰半胱氨酸要在取卵或授精前一天停止补充。补充辅酶 Q_{10}、褪黑素和维生素 E 可以持续到胚胎移植，因为它们可能有助于促进子宫内膜发育。

　　在备孕期和整个妊娠期都可以补充孕期复合维生素和维生素 D。有些人还可以在早期妊娠期间继续服用 N– 乙酰半胱氨酸补充剂和低剂量的辅酶 Q_{10} 补充剂，以降低流产和先兆子痫的风险，虽然这方面的研究成果目前非常少。补充 ω –3 脂肪酸和胆碱在孕期也有帮助，正如我在其他关于怀孕的书中所描述的那样。

第三部分

拓展篇

第 12 章

助孕饮食方案

虽然吃得对并不能确保不生病，但我们确实可以通过食物极大地改变自己。

——阿德尔·戴维斯

饮食对生育能力有很大的影响，这一点并不新鲜，但对影响哪些方面的结论并不一致，而且大多基于健康饮食的一般理念缺乏有关助孕的坚实科学证据。我在深入研究饮食如何影响生育时，发现了一些令人惊讶的饮食模式。本章的一开始将讨论你能在饮食方面做出的最大改变——平衡血糖。

血糖与生育能力

助孕饮食的重要目标之一是避免血糖水平飙升，因为血糖水平飙升会扰乱荷尔蒙平衡，损害卵子。我们需要简单了解一些如何稳定血糖水平，这为什么如此重要，以及当我们摄入碳水化合物时会发生什么。

吃白面包或饼干等精制碳水化合物类食物后，其中的淀粉会很快被分解为单糖并被身体吸收，血糖水平因而迅速升高。这将导致胰腺分泌胰岛素，以促使肌肉等外周组织从血液中吸收葡萄糖。这一机制非常重要，因为大量的葡萄糖停留在血液中会对身体造成伤害。

过量葡萄糖以多种方式损伤细胞，会诱发游离葡萄糖产生自由基，导致线粒体断裂或功能失调。为了防止这种情况，葡萄糖需要安全地储存在肌肉里或转化为脂肪。胰岛素指引这个过程顺利进行，告诉肌肉和脂肪细胞吸收葡萄糖。

血糖水平越高，机体释放的胰岛素越多。随着时间的推移，如果胰岛素水平经常处于高水平，细胞就会停止听从胰岛素发出的吸收葡萄糖的指令，这种情况被称为"胰岛素抵抗"。为了降低血糖水平高带来的影响，身体会分泌更多的胰岛素，混乱随之出现。

血糖和胰岛素的水平高对生育能力而言都是大问题。高血糖直接影响卵子质量，而胰岛素水平高会导致其他调节生殖系统的荷尔蒙失衡。

重要的是，这种现象不仅出现于糖尿病患者或胰岛素抵抗患者中；血糖和胰岛素的水平升高但仍在正常范围内，也会对生育能力产生负面影响。丹麦的研究人员发现，与血糖水平较低的女性相比，血糖水平高于平均水平，但仍在正常范围内的女性，在 6 个月内受孕的概率只有前者的一半。

导致血糖水平高于平均水平的主要因素之一是吃了精制碳水化合物类食物。当你吃了用精制面粉深加工而成的碳水化合物类食物后，其中的淀粉分子很容易与消化酶发生反应，因而很快被彻底分解。这会导致血糖水平飙升。相比之下，更天然的、富含碳水化合物的食物，比如坚果、种子或非精制的谷物，需要更长的时间才能被彻底分解。那是因为天然食物中的淀粉分子是被紧密包裹的，消化酶不易与其发生反应。结果是，葡萄糖分子随着时间的推移逐渐释放。因此，吃完非深加工食物后出现的血糖反应，比吃深加工食物的要慢得多，血糖水平也更稳定。在前一种情况下，血糖不是突然飙升的，而是缓慢而稳定地攀升，不会达到危险水平。

"护士健康研究"多年来对数万名女性进行了跟踪随访，研究人员发现，遵循"血糖水平升高慢"这一规则的"慢"碳水化合物饮食的女性，其排卵障碍性不孕的发病率要低得多。这可能是因为胰岛素水平升高破坏卵巢中的荷尔蒙平衡，从而干扰排卵。

通过调整饮食，选择坚果、种子、蔬菜等"慢"碳水化合物类食物，用豆类和小扁豆替代白面包和精制谷物等"快"碳水化合物类食物，你能更轻松地维持稳定的血糖水平和胰岛素水平。这反过来有助于保持卵巢中正常的荷尔蒙平衡。你还可以使用本章稍后介绍的其他方法避免血糖水平飙升，比如你可以只在吃完含膳食纤维和蛋白质的食物后才吃碳水化合物类食物，或者餐后散步。这些方法不仅有助于保持各种荷尔蒙在卵巢中的平衡，还可以保护发育中的卵子免受血糖水平高的直接伤害。

血糖、胰岛素与卵子质量

当血糖很高时，葡萄糖和细胞内的蛋白质或脂质会发生化学反应，生成晚期糖基化终末产物（Advanced Glycation End Products，AGEs）。这一反应会导致其他的蛋白质和脂质受损。受损分子在体内积聚超过一定量后的结果是血糖水平升高。AGEs 是已知的会破坏皮肤中的胶原蛋白从而导致皮肤衰老，以及促使胆固醇聚集形成斑块从而导致心血管系统衰老的物质。研究表明，AGEs 还可以导致卵巢衰老。

研究发现，在接受体外受精－胚胎移植之前，AGEs 水平较高的女性往往获卵数更少，受精卵更少，优质胚胎更少，受孕率也大不相同——AGEs 水平正常的女性受孕率为 23%，而 AGEs 水平较高的女性为 3%。

血糖水平高也可能通过诱发线粒体断裂或产生故障来损害卵子。如上文所述，线粒体是我们所有细胞内的"小型发电厂"，能够产生细胞所需的能量以促进卵子发育。线粒体出现任何损伤都会影响染色体正确分离、复制，并可能导致卵子和胚胎基因异常。

研究表明，血糖水平高会损害线粒体功能。我们可以根据血糖水平升高来预测染色体异常率增加，这一点已在动物研究中得到证实。患糖尿病的小鼠的卵子更可能出现染色体数目异常。

这可以部分阐释胰岛素抵抗与流产风险的关联。十多年前，科学家们发现，在多次流产的女性中，胰岛素抵抗的发生率几乎是正常值的 4 倍。

所有这些信息都表明，我们有一个绝佳的机会，可以通过控制血糖水平，来预防发育中卵子可能出现的损伤和染色体错误。

控制你的血糖

保持血糖水平稳定、变化慢不需要遵循严格的低碳水化合物饮食。相反，你可以通过改变碳水化合物的摄入量、类型或摄入时间，依靠各种小策略来防止血糖波动大。你可以在不同时间使用不同的策略，或者将多个策略结合使用。

策略 1：减少碳水化合物的总摄入量

第一个策略是减少对碳水化合物类食物的依赖，同时增加脂肪、膳食纤维和蛋白质的摄入量。这似乎对体外受精－胚胎移植的成功率影响极大，甚至对胰岛素水平或血糖水平没有

明显异常的女性也是如此。在一项研究中，研究人员要求之前
有体外受精－胚胎移植失败史的女性少吃碳水化合物类食物，
多吃蛋白质类食物。2 个月后，这些女性进入体外受精－胚胎
移植周期，结果令人印象深刻。

最大的改变是培养到第 5 天囊胚阶段的卵子比例升高。这
些女性改变饮食前，只有 19% 的卵子发育成囊胚，但在遵循
低碳水化合物和高蛋白质饮食 2 个月后，有高达 45% 的卵子
可以发育到囊胚阶段。最终，12 名女性中有 10 名成功受孕。

重要的是，这项研究表明，我们不需要极端地减少碳水化
合物的摄入量来提高卵子和胚胎的质量。在健康、均衡的饮
食中，碳水化合物、蛋白质、脂肪的供能比例应分别占 40%、
30%、30%。对很多人来说，只需要每天改变一餐的营养素配
比就可以轻松达到上述目标，比如将早餐中的烤面包、麦片换
成酸奶或鸡蛋，或者在晚餐时少吃一些米饭或意大利面，同时
吃更多的蛋白质类食物或蔬菜。

策略 2：选择"慢"碳水化合物类食物

从生育的角度来看，最好选择那些消化慢、会适度升高
血糖水平但不会令其飙升的碳水化合物类食物。这类食物包括
豆类、坚果、种子、大部分蔬菜和几乎没有经过加工的全谷物
（如野生大米、糙米、刚切燕麦和荞麦）。你也可以把传统的白
面包和意大利面换成含有更多蛋白质和膳食纤维的食物，比如
鹰嘴豆或扁豆面。更多选择以上食物而非经过深加工或用精制
谷物制成的食物，有助于平衡血糖，为身体提供稳定的能量。

选择"慢"碳水化合物类食物也意味着少吃各种形式的糖。有明确的证据表明，吃太多甜食会损害生育能力。如果你一定要吃，请以天然含糖食物（如枣）或天然甜味剂（如枫糖浆、龙舌兰糖浆或蜂蜜）替代用添加糖和工业甜味剂制成的食物。然而，即使是天然甜味剂，其成分也包含葡萄糖、果糖和蔗糖的组合形式，摄入后会导致血糖和胰岛素的水平升高。出于这个原因，应该尽量减少摄入所有类型的甜味剂。

水果也含有大量的糖，但可以适量食用。水果中的糖与膳食纤维紧密结合，从而减缓了身体对糖的吸收速度，并在一定程度上减小了摄入糖对血糖水平的影响。即便如此，你也最好在饭后，或者吃完蛋白质类食物和蔬菜后再吃水果，以进一步减缓血糖水平的升高。

如果你很喜欢吃甜食，那么黑巧克力是一个不错的选择。需要注意的是，习惯只有长期坚持才有效。当你馋到极点时，偶尔放纵一下也不是什么值得内疚的事情。你也可以通过接下来的两种策略尽量减小吃精制碳水化合物类食物带来的负面影响。

策略 3：在吃碳水化合物类食物之前吃含膳食纤维、蛋白质或醋的食物

研究发现，遵循正确的饮食顺序进食，可以显著减小血糖波动。具体而言，就是在吃蔬菜或蛋白质类食物之后再吃碳水化合物含量高的食物。这可能意味着你在用餐时先吃沙拉，在一顿饭的最后吃白面包或意大利面。这是生物化学家杰

茜·安绍斯佩的主要建议之一——她是《葡萄糖革命》一书的作者。

你如果在吃沙拉时加点醋，也许可以进一步减小摄入碳水化合物对血糖的影响。这是因为醋中的醋酸不仅会抑制分解酶将淀粉转化为葡萄糖，还可能促进细胞吸收和利用葡萄糖。研究表明，饭前喝一汤匙醋可使血糖水平的峰值降低30%。

日本的一项研究发现，每天喝一汤匙苹果醋可以改善多囊卵巢综合征患者的荷尔蒙平衡并恢复排卵。饭前喝醋是安绍斯佩的另一个绝佳建议。她建议将一汤匙醋稀释在一杯水或苏打水中，理想情况下在饭前10分钟喝，最好使用吸管，以保护牙齿。

策略4：餐后运动

最后一个你可以使用的策略是，在餐后进行一些体育活动以降低血糖水平的峰值。无论是散步、做家务还是进行轻度抗阻运动，即使进行10分钟的运动都可以显著降低血糖水平的峰值。当你运动时，肌肉会从血液中吸收葡萄糖，防止葡萄糖水平和胰岛素水平峰值过高，减小荷尔蒙水平的波动和氧化应激。研究发现，餐前运动也有助于预防血糖水平的峰值过高，但餐后运动对其影响更大。

很少有人在每顿饭后，甚至每天都有时间锻炼，但这是一个你可以使用的策略，尤其是你寻求的是一种会显著降低血糖水平的方案时。

记住，所有这些策略都是你可以使用的工具。你可以使用单独的策略或将策略组合起来使用，总之，你可以根据自身情况使用最适合你的方式。

是否有必要清除麸质和乳制品？

毫无疑问，摄入麸质和吃乳制品会增加乳糜泻患者不孕和流产的风险。但是否每个人都有必要在备孕期间避免摄入麸质和吃乳制品呢？

有人担心摄入麸质和吃乳制品会导致对它们敏感的人出现免疫反应和炎症（这些人可能并没有乳糜泻）。根据本章后续内容可知，对子宫内膜异位症、免疫因素导致的习惯性流产或自身免疫病患者而言，清除麸质和乳制品是有意义的。但对其他人而言，清除麸质和乳制品不会引起任何问题。

之所以建议女性在备孕期间避免吃乳制品，是因为其中的荷尔蒙可能对生育造成影响。然而到目前为止，研究人员还没有确定二者存在明显关联。"护士健康研究"的结果显示，吃大量的全脂乳制品可以降低女性发生排卵障碍的风险。一项与体外受精 – 胚胎移植结果有关的前沿研究表明，乳制品食用量最高的女性组活产率最高。

当然，你有选择不吃含麸质食物和乳制品的权利。确实有一些不孕女性在清除含麸质食物和乳制品之后成功受孕了。验证这对你是否有效的一个办法是，在 2 周内完全不吃含麸质食物和乳制品并观察身体的反应，如果感觉良好，则表明你确实对麸质或乳制品敏感，那样的话，长期不吃含麸质食物和

（或）乳制品会令你受益。

采用地中海饮食提高生育能力

如果助孕饮食的第一原则是稳定血糖水平，那么第二原则便是采用地中海饮食。这种饮食方式基于希腊、西班牙和意大利南部的传统饮食模式，鼓励多吃鱼、橄榄油、豆类和富含抗氧化剂的蔬菜。地中海饮食一直被誉为最健康的饮食模式之一，因为它不仅可以延长寿命，还能降低患心脏病、癌症和糖尿病的风险。

除此之外，地中海饮食还能减轻炎症反应。这一点很重要，因为越来越多的证据表明，炎症与不孕、流产有关。地中海饮食可以提高体外受精 - 胚胎移植的成功率。2018 年，研究人员发现，在接受体外受精 - 胚胎移植前连续 6 个月坚持采用地中海饮食的女性更容易受孕。研究人员认为，其中起重要作用的食物是蔬菜、水果、天然谷物、豆类、鱼和橄榄油。

此前，为了探究饮食与体外受精 - 胚胎移植成功率的关联，研究人员对在荷兰某医院生殖科就诊的 161 对夫妇进行了调查。结果发现，在体外受精 - 胚胎移植前严格遵循地中海饮食的女性成功受孕的概率比不遵循地中海饮食的女性高 40%。研究人员认为，遵循地中海饮食之所以能够显著提高受孕概率，主要有两个原因：一是地中海饮食富含助孕维生素，比如叶酸、维生素 B_6 和维生素 B_{12}；二是提供了更多的重要脂肪酸。这些营养物质存在于蔬菜、鱼、瘦肉、乳制品和蛋类中。这些营养素可以通过降低同型半胱氨酸水平，提高卵子和胚胎的质量。单独补充维生素 B_6 就可以对女性的生育能力产生重大影响：补充维生素 B_6 可以将该类女性的受孕概率提高 40%，使其早期流产率降低 30%。鱼是维生素 B_6 的最佳来源之一。

对生育有益的脂肪酸

地中海饮食的主要特征是富含具有抗炎作用的脂肪酸，这些脂肪酸主要存在于鱼、坚果以及橄榄油中。近年来开展的不少可靠研究表明，这些脂肪酸可对女性生育能力产生有益影响，比如提高体外受精－胚胎移植中卵子和胚胎的质量，以及缩短备孕时间。2017 年，哈佛大学的研究人员发现，在接受体外受精－胚胎移植的女性中，血液中 ω–3 脂肪酸含量高于平均水平者，其受孕概率要比其他女性高很多。但是只有存在于鱼中的特殊类型 ω–3 脂肪酸才具有助孕功效，而植物来源的 ω–3 脂肪酸似乎作用不大。

除了接受体外受精－胚胎移植的女性，一项涵盖 2 000 名女性的大规模研究发现，相比于 ω–3 脂肪酸摄入量不足的女性，摄入足量 ω–3 脂肪酸的女性能够更快受孕。研究人员指出，这可能是因为 ω–3 脂肪酸可以减轻炎症反应，支持黄体酮生成，增加子宫血流量。这也可能是因为较高的 ω–3 脂肪酸摄入量与较低的妊娠丢失风险存在关联。

最近的一些研究发现了一个有趣的现象，ω–3 脂肪酸摄入量超过一定水平并不会带来额外的好处。对想提高生育能力的女性而言，每周吃两次富含 ω–3 脂肪酸的鱼即可。ω–3 脂肪酸含量最高、汞含量可忽略不计的鱼包括鲑鱼、沙丁鱼和大西洋鲭鱼。如果这些鱼是你日常饮食的一部分，那么你可能并不需要额外补充 ω–3 脂肪酸。

如果你不经常吃海鲜，或者只喜欢吃 ω–3 脂肪酸含量较低的鱼，那么服用低剂量的鱼油补充剂可能是有意义的。2022年的一项研究发现，试图自然受孕的女性服用鱼油补充剂，每个周期的受孕概率明显更高。在男性中，鱼油补充剂已被证明可以提高精子质量。ω–3 脂肪酸的推荐剂量为每天 500 mg。富含 ω–3 脂肪酸的鱼油补充剂同时含有一些脂肪，最好随餐服用，以便更好地吸收。除了鱼，橄榄油也是地中海饮食的关键组成部分，对提高生育能力也非常重要。橄榄油不仅富含抗氧化剂，还含有一种被称为"油酸"的单不饱和脂肪酸，在卵子发育过程中起着很重要的作用。

2017 年发表的一篇研究报告指出，血液中油酸水平较高的女性在体外受精 – 胚胎移植中获得的成熟卵子数也较多。油酸约占橄榄油中脂肪酸总量的 70%，它也是牛油果和牛油果油中主要的脂肪酸类型。

在橄榄油、牛油果、坚果和种子中发现的其他脂肪酸也与提高生育能力有关。相比之下，椰子油、黄油和红肉中的饱和脂肪可能对卵子发育和胚胎质量有负面影响。这并不意味着你需要避免吃红肉，只是最好选择瘦肉。总体而言，研究表明，我们可以通过以下方式提高受孕概率，比如吃更多的鱼、橄榄油、坚果和种子，减少摄入椰子油、黄油和红肉中的饱和脂肪。

以这种方式重新调整脂肪的摄入量，可能对存在叶酸代谢基因突变（如 *MTHFR* 基因突变）的人非常重要，因为该人群的叶酸消耗量更大。鱼肉中不饱和脂肪酸与饱和脂肪酸的比例较高，摄入足量的不饱和脂肪酸可以降低同型半胱氨酸水平。

地中海饮食与流产

具有抗炎作用的地中海饮食还可能有助于预防因炎症或免疫异常导致的妊娠丢失。前几章讨论的大多数策略都集中在预防染色体异常相关的流产上，你也可以采取一些措施来预防染色体正常时发生的流产。

即使检测结果显示胎儿无染色体异常，但一些女性仍反复出现流产。显然，这是由其他因素造成的，研究表明，炎症可能是罪魁祸首之一。例如，西班牙的研究人员在一项研究中检测了一组 30 岁以下至少经历过三次流产的女性体内十几种血液标志物的水平。没有流产史的女性与有流产史的女性表现出了两个明显的差异：后者体内的炎症水平较高（C 反应蛋白水平较高）和维生素 D 水平偏低。

维生素 D 在调节免疫系统中起着重要作用，我们可以通过改变饮食减轻炎症。许多研究发现，遵循地中海饮食可以减轻炎症，特别是降低 C 反应蛋白水平。因此，选择这种饮食可能降低由炎症引起的流产风险。

　　"炎症"一词通常指非特异性免疫活动，即免疫系统在攻击目标并不确定时做出的免疫应答。在某些情况下，习惯性流产可能是由自身的免疫活动引起的，例如特定的抗体攻击自身的蛋白质。这种类型的免疫活动被称为"自身免疫"，抗磷脂抗体综合征就是一种可以引起流产的自身免疫病。如果你的某些自身免疫抗体检测结果呈阳性，那么接受免疫治疗可能有所帮助，但你也可以使用一些饮食策略，以帮助解决根本原因。

适用于自身免疫病、子宫内膜异位症和免疫性流产患者的改良助孕饮食

　　如果免疫系统问题影响到了你的生育，那么调整饮食或许有所帮助。这些免疫系统问题包括：

　　• 自身免疫病（如自身免疫性甲状腺病、牛皮癣、狼疮、多发性硬化症、克罗恩病、溃疡性结肠炎等）；

　　• 子宫内膜异位症；

　　• 由免疫引发的流产（如抗磷脂抗体综合征）。

　　上述情况下，免疫系统会将机体自身组织误认为外来入侵者，进而发起攻击，产生严重的炎症反应。这种炎症反应不仅会损害卵子，还可能增加流产风险。

　　因此，我们有必要特别注意引发一般炎症反应的饮食因素。这意味着我们不仅要减少糖和饱和脂肪酸的摄入量，还要

多吃具有抗炎作用的蔬菜和富含健康脂肪的鱼及橄榄油。免疫系统受到破坏的女性还要采取进一步的措施，比如避免吃那些常被归为健康食品但其实会在敏感人群身上引起免疫反应的食物，比如含麸质食物和乳制品。

如果你有免疫问题，那么麸质很可能是最重要的饮食触发因素。即使你对小麦或麸质没有任何敏感性，摄入麸质都可能诱发炎症和自身免疫病。它可以通过改变肠道微生物群和肠黏膜通透性来实现这一点。这些改变会使微生物副产物穿过肠道屏障并激活免疫系统。

因此，即使是最保守的内分泌学家和风湿病学家也经常建议人们避免摄入麸质，尤其在备孕期间。研究还发现，无麸质饮食可使子宫内膜异位症导致的疼痛减轻 75%。对因自身免疫因素而流产的女性，无麸质饮食也有益处。我们知道，乳糜泻是造成习惯性流产的常见原因，但即使你不存在乳糜泻，麸质也可能通过影响肠道健康和免疫系统，在你体内引起炎症反应，导致流产的发生（你可以通过实验室检测确定自己是否对特定食物敏感）。虽然关于这一点的研究成果目前尚不一致，但许多生殖免疫学家都建议将无麸质饮食作为预防措施。

杰弗里·布拉弗曼就是这样的生殖免疫学家，他是一位著名的医生，首创用免疫疗法治疗习惯性流产。他的建议是："总而言之，不吃含麸质食物永远不会出错。"

乳制品是另一种可能引起问题的食物，因为它是最常见的食物过敏原之一。然而，它引起的问题似乎比麸质小得多。如果你对乳制品不敏感，那么继续将其纳入饮食可能没问题。然而，情况更严重的自身免疫病患者，还需要采取进一步的措施。一般推荐遵循自身免疫性原始饮食（autoimmune protocol diet，AIP 饮食）。这种饮食模式推荐吃动物蛋白、水果、蔬菜、椰子油和动物脂肪，同时排除谷物、豆类和乳制品等常见过敏原。

AIP 饮食的某些原则，比如避免过敏原，对诸多自身免疫病患者都有帮助。但这种饮食模式在某些情况下可能起反作用。前沿研究表明，AIP 饮食中包含的椰子油和其他饱和脂肪酸类食物会增强炎症反应。相比之下，以地中海饮食为基础的饮食模式在免疫修复方面效果更佳。

你最好从地中海饮食开始，通过消除对自身免疫有害的食物（如含麸质食物、糖、玉米和所有在食物敏感性测试结果中被标记的食物），对食谱进行修正。

酒精与生育

数十年来，酒精是否损害生育的问题一直困扰着研究人员。1998 年，一项小规模但广为人知的研究发现，每周饮用含酒精饮料 1~5 次可导致受孕概率显著下降。但这项研究样本量较小，只覆盖了 400 名女性。

如今，大规模研究得出了比较可靠的结论。一项有 40 000 名女性参加的研究发现，每周饮酒超过 14 次才会导致生育能力下降。这一结论被 2016 年发表的一篇研究报告证实，对应的研究涉及 6 000 名女性。研究人员认为："每周饮酒少于 14 次，似乎不会对生育能力造成明显影响"。

但需要指出的是，这些研究均针对的是希望自然受孕的女性。因此，其结果并不一定适用于受生育问题困扰且希望通过体外受精 – 胚胎移植受孕的女性。

在体外受精 – 胚胎移植的过程中，饮酒可能带来诸多问题，但当少于一定量时，其影响相对较小。2011 年，哈佛大学医学院的研究人员调查了 2 000 多对接受体外受精 – 胚胎移植的夫妇。他们发现，与每周饮酒少于 4 次的女性相比，每周饮酒超过 4 次的女性活产率降低了 16%。最近的研究发现，只有当饮酒量每周超过 7 次时，体外受精 – 胚胎移植的成功率才会受到影响。当然，"小心驶得万年船"，将酒精摄入量控制在绝对低值自然更稳妥。但所有研究均表明，偶尔喝一杯葡萄酒并不会显著降低女性的受孕概率。

咖啡因与生育

另一个存在争议的因素是备孕期间咖啡因的安全摄入量。我们主要担心的是摄入咖啡因是否会增加流产风险。

现在，人们已经知道女性在妊娠期每天饮用多杯咖啡会明显增加流产风险。不幸的是，怀孕前饮用咖啡似乎也会造成类似的问题。

2018 年，一项涉及 15 000 名孕妇的研究发现，相比于未在怀孕前饮用咖啡的女性，在怀孕前每天喝 4 杯或 4 杯以上咖啡的女性流产的概率高 20%。

对咖啡因摄入量较少的女性而言，虽然这种风险表现得并不明显，但即使少量摄入咖啡因也会增加流产风险。这一发现与此前的研究结论是一致的。研究人员此前发现，女性在妊娠期每天摄入 50~150 mg 咖啡因即可导致流产风险增加。现实情况是，一杯咖啡中一般含有 100~200 mg 咖啡因。而且，许多人低估了茶中的咖啡因含量。一杯绿茶通常含有 25 mg 咖啡因，而一杯红茶的咖啡因含量则为 50 mg。因此，每天喝一杯红茶或小半杯咖啡都会使女性的流产风险增加。

尽管一些研究表明摄入咖啡因对女性生育没有影响，但有一些研究认为摄入咖啡因会造成女性受孕困难。美国耶鲁大学的一项研究表明，相比于持续喝茶或咖啡的女性，过去常喝但在接受生育治疗前停止喝茶或咖啡的女性妊娠率和活产率都较高。另一项研究发现，摄入咖啡因可导致接受体外受精－胚胎移植的女性获得的优质胚胎数量减少。

所以，我们虽然可能没有必要完全不喝茶或咖啡，但有理由对咖啡因的摄入量保持警惕。每天喝一杯茶或半杯咖啡可能不会产生太大影响，但最好还是逐渐替换成脱咖啡因的茶或咖啡（可以在几周内逐渐替换，以避免脱瘾造成的头痛）。在家自制脱咖啡因咖啡时，最好购买通过"瑞士水处理法"脱咖啡因的有机咖啡豆，而不是选择经化学溶剂处理的产品。

结论

已有明确证据表明，某些种类的碳水化合物可导致血糖水平飙升，这会导致荷尔蒙紊乱、卵子质量下降，进而影响生育能力。减少碳水化合物摄入量、多从纯天然食物中摄取蛋白质等营养素，有助于保持血糖水平稳定。血糖水平稳定，反过来又会改善荷尔蒙平衡，并显著提高卵子质量。研究还发现，遵循地中海饮食可以提高女性生育能力和体外受精－胚胎移植的成功率。这可能是因为地中海饮食提倡多吃蔬菜、健康脂肪、豆类和海鲜，所有这些食物较其他食物而言，含有更多的能够减轻炎症反应和提高生育能力的特殊维生素和脂肪酸。

行动方案

为了提高生育能力，你可以遵循由下列食物构成的饮食：

• 碳水化合物含量低的未加工食物（如坚果、藜麦、野生大米、钢切燕麦、荞麦、扁豆和其他豆类）；

• 绿叶蔬菜和其他非淀粉类蔬菜；

• 适量水果（每天 2 份）；

• 未深加工的优质蛋白质类食物，比如鱼肉、鸡肉和豆类；

• 健康脂肪，包括橄榄油、牛油果、坚果。

为了进一步提高卵子质量和生育能力，你应该避免吃／喝：

· 精制碳水化合物类食物，比如白面包和深加工早餐谷物；

· 含添加糖和其他甜味剂的食物；

· 含咖啡因或酒精的饮料。

你如果有炎症或自身免疫病（包括习惯性流产、子宫内膜异位症、自身免疫性甲状腺病），就有必要清除日常饮食中的含麸质食物和乳制品。

第 13 章

提高精子质量

没有人能独自赢得比赛。

——贝利

精子质量对所有备孕夫妇而言都是一个值得关注的方面。特别是当女性卵子质量较差的时候。这是因为精子进入卵子时，其所携带的DNA通常会存在一定程度的损伤。包括DNA链的物理损伤和遗传密码拼写错误。卵子具有非凡的修复这种损伤的能力，受精后不久，酶就会沿着精子DNA运行并修复损伤。不幸的是，这种机制只发生在年轻女性的优质卵子中。随着卵子质量下降，精子DNA损伤逐渐不能被检测出来。这可能导致胚胎停止生长或移植失败，也可以导致流产。

破除对精子质量的误解

这个问题的最佳解决方案是将预防精子损伤放在首位，通过解决根本原因和支持天然防御系统保护精子DNA免受伤害。但首先，我们有必要消除一些与男性生育能力相关的误解。

误解1：如果精子参数正常，就没有必要关注精子质量

男性不育在受孕困难夫妇中占近50%，但男性很少得到应有的关注。最常见的是，精子质量差往往得不到认可，因为生殖科进行的是常规精液分析，如果分析结果正常就不再重复检测了。传统的精液分析着重于三个表面指标：精子数/浓度、精子活力，以及精子形态。即使精子在分子水平上存在的损伤会影响生育，精液分析结果也可能提示完全正常。这些损伤包括氧化损伤和DNA断裂。

精子基本上是DNA传递的载体；它的所有工作就是使DNA进入卵子。DNA虽然被包裹在保护层内，但仍然是相对暴露在外的，容易受到损伤。最常见的损伤之一是发生断裂，即DNA长链发生物理断裂。这通常是由氧化应激（一种自由基窃取电子的化学反应）引起的。自由基在正常新陈代谢的部分过程中生成，高度氧化应激可能是年龄大、生活方式因素或医疗问题引起的，比如本章所介绍的内容。高达80%的男性

不育是精子 DNA 氧化损伤造成的。

尽管数据不一致，但许多研究报告称，高度氧化损伤的精子或 DNA 断裂不太可能使卵子受精。即使确实受精了，由此开始的受孕也更可能以失败告终。最近的一项研究发现，在有习惯性流产史的女性中，其伴侣精子 DNA 损伤的平均水平是正常人群的 3 倍。如果你的伴侣精子数少（浓度低）、形态差或活力低，那么他体内很可能存在高度的氧化损伤、DNA 断裂，或者两者兼而有之。精液分析结果正常不能排除这些问题，精子很可能在分子水平存在损伤。

这就是为什么我们要了解导致精子损伤的一些潜在原因——以及预防性解决方案。即使精液分析结果正常，也可能有一些不易觉察的问题隐藏在表面之下，需要引起我们的重视。

为了了解提高精子质量需要做多少工作，在进行基本精液分析之外男性还需要进行进一步的检测。其中之一就是 DNA 碎片检测。尽管这一检测的价值存在一些争议，但对原因不明性不孕，生育能力差，在体外受精 – 胚胎移植中胚胎存活率低、有不明原因的妊娠丢失史的女性，或者提示存在高度 DNA 断裂（如精液参数异常）的男性而言，这可能是值得的。

英国泌尿科医生乔纳森·拉姆齐博士专门从事治疗男性生育问题数十年，认为"通常这种检测可以发现精液分析结果正常的男性中被遗漏的生育力异常问题，因为精子可能看起来正常，但存在导致男性生育能力出现问题的较高的基因异常水平"。拉姆齐博士认为，"已经尝试怀孕 1 年，正在考虑接受体外受精 – 胚胎移植或治疗不成功，或者经历过流产的人需要"进行 DNA 碎片测试。

无论你的伴侣是否进行 DNA 碎片测试，了解精子损伤的原因以及你的伴侣能做些什么来预防都是很重要的，特别是在你年龄超过 35 岁或卵子质量差的情况下。虽然年轻女性的健康卵子可以有效修复精子中的 DNA 损伤，但这种能力会随着年龄的增长而下降，如果卵子自身受损，这种能力也会受损。

研究表明，在怀孕和预防流产的概率方面，关键因素之一是精子 DNA 损伤的程度与卵子修复损伤的能力的平衡。如果你面临着卵子质量差的挑战，你的伴侣就需要尽一切努力防止精子 DNA 损伤，因为你的卵子可能无法进行必要的修复工作。

误解 2：健康男性通常精子质量好

人们通常以为，精子质量差只会发生在有明显易感性因素，比如吸烟、酗酒、超重、患有勃起功能障碍等疾病或精液量少的男性身上。事实上，以上所有这些因素都是男性生育能力低的危险信号，但是许多其他隐藏的原因可能没有引起你的注意。

精子质量差的第一个令人惊讶的原因是炎症的存在。DNA 测序技术的最新进展表明微生物几乎存在于身体的每个部位，包括腺体和参与精子生成的器官，比如前列腺。某些类型的微生物可能是无害的，而某些类型的微生物则可能严重损害男性的生育能力。

两种对精子有明显伤害的常见微生物是脲原体和支原体。这些微生物存在于 20%~30% 的男性体内，通常不会引起任何症状。脲原体感染和支原体感染会引起炎症反应和自由基增加，导致 DNA 断裂。因此，DNA 断裂发生率高可能是轻微感染导致的。

有时，精液基础分析结果也会表明体内存在感染。这些结果包括精子浓度低、形态异常或免疫细胞（如白细胞）水平偏高。但并非所有感染都会影响精液参数。为了得到更明确的答案，对感染进行特异性检测是需要的，特别是存在原因不明性不孕或在体外受精 - 胚胎移植中受精不良的情况下，或者DNA 碎片检测结果提示 DNA 断裂发生率高的情况下。特异性检测项目包括标准尿液检测和精液培养，你的伴侣也可以使用家用试剂盒进行微生物群 DNA 检测。

如果发现有害细菌，那么接受抗生素治疗就可以显著提高精子质量了。氨苄西林和多西环素是两种有效的抗生素；你的伴侣应避免服用环丙沙星和"氟沙星"类的抗生素，因为它们会损伤精子 DNA 和线粒体。如果你们正在为体外受精 - 胚胎移植做准备，请记住服用抗生素后，精子质量可能需要一个多月才能提高到被检测出来的程度。

健康男性精子质量差的另一个常见原因是精索静脉曲张。这是一种发生于阴囊中的静脉扩张，类似于静脉曲张。血管瓣膜缺失或发生故障，导致静脉扩张时，就会发生这种情况。静脉中的血液积聚在扩张的血管中，以多种方式导致精子受损，包括温度升高、血液流动不畅，以及毒性代谢产物积聚。所有这些因素都会引起氧化应激，从而导致 DNA 断裂。大约 10% 的男性患有精索静脉曲张，但在存在生育困难的夫妇中，这一比例高达 30%，在患有继发性不育的男性中高达 80%，继发性不育指之前有生育经历，此后再难受孕。

拉姆齐博士解释道，精索静脉曲张通常表现为继发性不育，因为"以前年轻的卵子能够弥补质量较差的精子的不足……随后发生继发性不育的原因只是因为随着时间推移，女性的卵子变老，无法弥补精子的不足"。

有时，精索静脉曲张可以用肉眼观察到或通过自检感觉到，但通常是经过泌尿科医生在常规检查中发现的。接受快速纠正精索静脉曲张的手术可以显著提高精子质量，但研究发现，男性在术后可能需要 3~6 个月才能获益。在此期间，男性需要补充营养素来修复氧化应激带来的损伤，本章稍后介绍的策略会对此有很大助益。

年龄大也可能是导致精子质量差的因素。通常人们认为男性在 60 多岁时仍能保持生育能力，但现实是，大多数 45 岁以上的男性生育能力明显低于 30 多岁的男性，也就是说，精子质量早在 35 岁就开始下降。下降的很大一部分原因是精子发生更多的 DNA 断裂、DNA 突变和其他染色体异常。事实上，精子 DNA 断裂程度在 30~45 岁期间随年龄增长而加倍。这大大增加了流产风险。随着年龄增长，不仅精子内的 DNA 会受到影响，精子活力也在 35 岁时开始下降。年龄增长也会对精子数量和形态产生负面影响。

但好消息是，研究表明，这种下降是可以预防和扭转的，多项研究发现，老年男性遵循健康饮食和服用正确的营养素补充剂后，精子质量可以与年轻男性的相似。这给我们带来了重要的提醒和希望。

误解 3：精子质量是无法提高的

数十年的科学研究表明，精子质量，甚至精子的 DNA 质量，都是可以提高的。提高精子质量有很多好处，比如可以提高受孕概率，还可以降低流产和婴儿出生缺陷的发生率。在了解可提高精子质量的措施前，我们有必要先厘清精子是如何受损的。

精子的产生周期为两个多月。在这段时间内，各种环境和生活方式因素都能对精子发育过程产生影响，其中，影响精子质量的重要因素是氧化反应。精子的发育过程中会发生正常、健康的氧化反应，机体的氧化防御系统会防止这种氧化反应失去控制。氧化防御系统的成员包括抗氧化剂，比如维生素 C、维生素 E（精液中含有高浓度的维生素 C），还包括特殊的酶以保护精子免受氧化损伤。这些酶非常依赖锌元素和硒元素，这就是为什么矿物质元素对男性生育能力至关重要。

如果抗氧化防御系统受到过多自由基的损害而不堪重负，就会对精子 DNA 造成损伤。美国克利夫兰诊所的研究发现，精液氧化水平高的男性，精子更容易发生 DNA 断裂，功能正常的精子数更少。

如前所述，感染和精索静脉曲张等问题会导致氧化水平特别高。如果你的伴侣受到这些问题的影响，那么解决这些潜在的问题对阻止进一步的损伤和提高精子质量至关重要。即使他没有这些问题，基本的生活方式因素也会对精子的氧化损伤程度产生重大影响，无论是好还是坏。

如果暴露于常见毒素、吸烟、饮酒、饮食富含精制碳水化合物和饱和脂肪，精子质量就会在分子层面降低。少接触这些化学物质，遵循更健康的饮食，通过食物和营养素补充剂增加抗氧化剂的摄入量，可以保护精子发育过程，可能让女性更快地怀孕和降低流产风险。

如何提高精子质量？

每天补充复合维生素

提高精子质量最简单、最有效的方法之一是每天服用含有抗氧化剂，比如维生素 E、维生素 C、硒元素和锌元素的复合维生素补充剂。多项研究表明，补充这些以及其他抗氧化剂可以提高精子质量，增加受孕概率。对试图自然受孕的夫妇以及接受生育治疗的夫妇而言，这么做确实有效。2022 年，来自世界各地的 30 名顶级泌尿科医生进行了一项对该领域所有随机安慰剂对照实验的、系统性的回顾与分析，结论是"用

（抗氧化剂）治疗的不育男性……自发临床妊娠的概率几乎是正常妊娠的 2 倍"。根据这一结论，这些泌尿科医生肯定地建议，有受孕困难的男性应该补充抗氧化剂以改善精子参数，降低氧化应激程度，增加怀孕的概率。

研究表明，如果不育是精子 DNA 损伤引起的，那么补充抗氧化剂可能特别有效。在一项研究中，DNA 碎片水平偏高的男性每天补充维生素 C 和维生素 E，持续 2 个月后尝试单精注射受精。单精注射是一种类似体外受精 – 胚胎移植的方法，将精子直接注射到卵子中。研究人员发现服用抗氧化剂后的改善程度非同寻常，临床妊娠率从 7% 跃升至 48%。

不同研究使用了不同的抗氧化剂组合，但在这方面研究最多的是维生素 C、维生素 E、锌元素、叶酸和硒元素。维生素 C 和维生素 E 直接作为抗氧化剂，而锌元素、叶酸和硒元素以更复杂的方式防止氧化，例如通过辅助抗氧化剂酶。缺乏锌元素和叶酸会直接导致 DNA 损伤增加。尽管许多研究试图找出这些维生素中的哪一种（或哪一类组合）助益最大，但其实只需每天补充复合维生素就可以获得最大助益。专为男性设计的复合维生素是一种很好的选择，因为它可能含有更多的锌元素和硒元素。

选择含有甲基叶酸的复合维生素也是有帮助的，不要选择合成叶酸。这是因为叶酸在保护精子 DNA 方面起着至关重要的作用。常见的基因突变会阻碍合成叶酸转化为活性形式——甲基叶酸的能力，导致活性叶酸缺乏。这对某些反复流产有重要影响。选择含有甲基叶酸的复合维生素可以避免叶酸缺乏。

理想情况下，你的伴侣应在怀孕前 2~3 个月开始补充复合维生素，但是生育前任何时候开始补充复合维生素都对提高维生素和抗氧化剂的水平有帮助。

补充辅酶 Q_{10}

联合补充复合维生素与其他抗氧化剂，可以更好地保护精子。额外补充的最有效的营养素可能是辅酶 Q_{10}——一种几乎存在于身体每个细胞中的重要抗氧化分子。尤其有助于提高精子质量，因为它在细胞的能量生成中起着至关重要的作用。研究人员早就发现，精子质量和精液中的辅酶 Q_{10} 水平存在相关性。辅酶 Q_{10} 水平较低的男性往往精子数量较少，精子活力也较差。

近年来，一些随机双盲安慰剂对照研究发现，补充辅酶 Q_{10} 可以改善精子的数量、活力与形态，DNA 损伤也明显减少了。一种解释是辅酶 Q_{10} 通过增加抗氧化酶的活性实现了这一效果，从而防止精子 DNA 受到氧化损伤。

除了保护精子，补充辅酶 Q_{10} 还对整体健康有益，包括降低低密度脂蛋白胆固醇水平、减轻炎症和心脏疾病。瑞典的一项安慰剂对照研究发现，补充辅酶 Q_{10} 显著降低了心脏疾病死亡率，还能提高 12 年后的生存率。在选择辅酶 Q_{10} 产品时，泛醇是辅酶 Q10 的理想剂型之一，推荐剂量为每天 200 mg。有严重生育问题的男性可以将剂量增加到每天 400 mg。

补充 ω-3 脂肪酸

每天补充 ω-3 脂肪酸不仅可以保持认知功能和心脏健康，还可以保护精子质量。所有备孕男性的精子中都需要足够的 ω-3 脂肪酸来防止 DNA 损伤。除非你的伴侣经常吃鲑鱼或沙丁鱼，否则他很可能缺乏 ω-3 脂肪酸。

双盲安慰剂对照试验显示，服用 ω-3 脂肪酸补充剂可以提高精子质量，尤其能够预防 DNA 损伤。2016 年发表的一篇研究报告指出，连续服用 ω-3 脂肪酸补充剂 3 个月，可以使 DNA 受损的精子比例从 22% 下降到 9%。该研究采用的剂量为每天 1 500 mg，其中含有 990 mg 二十二碳六烯酸和 135 mg 二十碳五烯酸。

其他可提高精子质量的营养素

如果你的伴侣精子质量确实有问题，或者你存在体外受精 – 胚胎移植失败史或习惯性流产史，那么他就有必要进一步补充一些能够提高精子质量的营养素，如：

• α – 硫辛酸；

• 左旋肉碱；

• N– 乙酰半胱氨酸。

α – 硫辛酸是一种存在于身体每个细胞中的脂肪酸。它不仅能抗氧化，还在细胞能量生成过程中起着重要作用。许多研究报告称，补充 α – 硫辛酸可以显著提高精子质量。举个例子，一项随机双盲安慰剂对照研究发现，男性每天补充 α –

硫辛酸持续 12 周后，精子总数、精子浓度和精子活力都有显著改善。

标准 α–硫辛酸补充剂的推荐剂量为每天 600 mg。如果服用的是 R–α–硫辛酸，那么可能每天服用 200~300 mg 就足够了。需要注意的是，不建议男性在甲状腺功能减退情况下补充 α–硫辛酸，因为它可能干扰甲状腺素活化的过程。

如果检测结果提示精子活力存在问题，你的伴侣还可以补充另一种有用的营养素——左旋肉碱。多项随机研究发现，左旋肉碱可以使精子活力平均提高 8%，精子形态改善 5%。对精子氧化损伤严重的男性，补充左旋肉碱的获益更大——左旋肉碱可使活跃的精子数增加 2 倍以上。另外，补充左旋肉碱对因精索静脉曲张而导致精子质量差的男性尤其有效。左旋肉碱的推荐剂量为每天 1 000 mg。

乙酰左旋肉碱是左旋肉碱的另一种形式。身体会自然地保持乙酰左旋肉碱和左旋肉碱的平衡。研究发现，无论服用的是左旋肉碱还是乙酰左旋肉碱，都能够提高精子质量。左旋肉碱常常是人们的首选，因为其功效已经被大量研究证实。

如果你的伴侣面对的主要问题是精子 DNA 断裂或精索静脉曲张，那么补充 N–乙酰半胱氨酸可能特别有用。补充这种氨基酸衍生物可增加谷胱甘肽的产量——谷胱甘肽是一种重要的抗氧化剂，在保护精子免受氧化损伤中起着关键作用。研究发现，补充 N–乙酰半胱氨酸数月可以提高睾酮水平，改善精液参数，以及减少 DNA 损伤。在一项研究中，男性每天补充

600 mg N– 乙酰半胱氨酸连续 3 个月后，DNA 断裂率从 20%
下降到了 15%。补充 N– 乙酰半胱氨酸可能还助于改善精索静
脉曲张修复术后的精子质量。

　　你的伴侣没有必要补充以上所有营养素，但联合补充似乎
确实比单独补充一种营养素有更明显的效果。在 2020 年的一
项双盲安慰剂对照研究中，研究人员调查了原因不明性不育男
性联合补充左旋肉碱、辅酶 Q_{10}、B 族维生素、锌元素和硒元
素的情况。4 个月后，服用补充剂组有 69% 的男性精液分析
结果显示正常，而安慰剂组只有 22%。受孕率也存在很大差
异：补充剂组为 24%，而安慰剂组仅为 5%。这个巨大差异是
相对较多与较少的付出所致。只需每天服用一次复合维生素、
左旋肉碱和辅酶 Q_{10} 补充剂，你的伴侣就可以补充该研究中所
用的所有营养素。当你的伴侣面对的问题是 DNA 断裂时，他
可以额外补充 ω–3 脂肪酸和 N– 乙酰半胱氨酸。

　　另外，保持体内有充足的维生素 D 对提高精子质量也很
重要，因为维生素 D 在抵抗和减轻感染、合成生殖荷尔蒙方
面非常重要。关于维生素 D 和男性生育能力关联的研究很少，
初步研究发现，维生素 D 水平高的男性精子浓度、精子形态
和精子活力更好，睾酮水平也更高。一项研究发现，存在维生
素 D 缺乏的男性在服用维生素 D 补充剂 6 个月后精子浓度和
精子活力显著增加。

　　草药和植物性生育补充剂，比如玛卡和牡荆，则不推荐服
用，因为它们会对荷尔蒙平衡产生不可预测的影响，并且可能

被重金属污染，正如第 10 章所述。此外，如果你的伴侣睾酮水平低，那么他应该去了解生育能力的泌尿科医生处就诊。直接补充睾酮可以通过抑制其他关键荷尔蒙的分泌从而阻止精子生成长达数月。

通过改善饮食提高抗氧化能力

经过多年的科学研究，研究人员发现改善饮食是提高精子质量的另一个关键策略，从水果和蔬菜中摄入了大量抗氧化剂的男性精液参数更好，精子 DNA 损伤较少。例如，美国加利福尼亚州最近的一项研究表明，维生素 C、维生素 E、锌元素和叶酸摄入量最大的男性精子 DNA 损伤要小很多。事实上，摄入大量抗氧化剂的男性精子质量与比他们年轻的男性不相上下。这一发现提示我们，只需重视和强调水果、蔬菜、坚果和橄榄油的食用量，就可以预防男性生育能力下降和随年龄增长而增加的流产风险。

这些食物非常有益，因为它们提供了丰富的抗氧化剂，比抗氧化补充剂中的还要多。番茄红素就是一种存在于西红柿中的，对提高精子质量特别有帮助的抗氧化剂。其他强效抗氧化剂可使浆果呈现深紫色的花青素，以及红薯和胡萝卜中的 β - 胡萝卜素。另外，已知的另外两种抗氧化剂来源是绿茶和黑巧克力，尽管我们对这些抗氧化剂与精子质量的关联知之甚少。在不知道哪种抗氧化剂最有益的情况下，最好的办法是吃各种各样的水果和蔬菜，尤其是色彩鲜艳的品种，它们的抗氧化剂含量通常较高。

选择农药残留较少的有机水果和蔬菜也是值得的，如有机的木瓜、菠萝、杧果、蜜瓜、牛油果、卷心菜、洋葱和豌豆。哈佛大学公共卫生学院的研究人员最近的一项研究表明，男性改吃这些低农药残留的水果和蔬菜以后，精子总数平均增加了169%，精子浓度平均增加了173%。

遵循地中海饮食

除了补充抗氧化剂，一项有说服力的研究表明，你的伴侣可以通过遵循地中海饮食显著提高精子质量。特别是，研究表明，提高男性生育能力的最佳饮食是吃低糖和精制碳水化合物含量少的食物、轻加工的肉类和饱和脂肪含量低的食物，增加鱼、鸡肉、蔬菜、豆类、坚果、低脂乳制品和未经加工的全谷物的食用量。

即使单纯减少糖的摄入量也会产生积极影响。许多研究已经发现，摄入糖对精子质量有重大影响。每天喝 1~2 杯含糖饮料的男性精子密度更低。研究还发现，对摄入更多糖的男性而言，夫妻的备孕时间更久。此外，增加更健康的食物（如坚果）的食用量，可以快速提高精子质量。一项随机对照试验发现，每天吃一小把坚果可以降低 DNA 断裂程度，提高精子质量。另一项类似的研究报告称，经常吃核桃可以提高精子活力，改善精子形态。

酒精与精子质量

大量饮酒会降低精子质量，这一点是毋庸置疑的。但似乎适量饮酒也会损害男性的生育能力，特别是对试图通过体外受精－胚胎移植受孕的夫妇。在美国加利福尼亚州立大学的一项研究中，研究人员发现饮酒会增加体外受精－胚胎移植失败的风险，每天饮酒的男性的失败率比不饮酒的高1倍。部分原因是男性在妻子接受体外受精－胚胎移植前1个月饮酒导致流产率升高。

其他研究发现，饮酒会降低精子数量、精子活力和体外受精－胚胎移植受精率。已知的是，摄入酒精会增强氧化应激，可能导致精子DNA损伤。酒精对精子DNA的影响，解释了多项研究中观察到的一种奇怪现象：在怀孕前饮酒较多的父亲，其子代婴儿心脏缺陷发生率更高。

虽然偶尔饮酒可能不会带来负面影响，但不要饮酒过量，尤其是你和伴侣被不孕不育困扰时。如果你吸烟，那么一旦你开始备孕，戒烟也同样重要。数据显示，丈夫吸烟不仅会使妻子难以受孕，还可能增加婴儿存在出生缺陷和儿童患癌症的风险。

减少环境毒素暴露

多年来，公共卫生学研究人员一直在为人们敲警钟，提醒人们关注精子数量持续下降的问题。莎娜·斯旺——美国西奈山伊坎医学院环境医学和公共卫生学教授，就是其中一位研究人员。斯旺教授关注环境对健康和生育的影响已经有 20 多年了。2017 年，她的一项研究报告指出，从 1973 年至 2011 年，发达国家男性精子总数下降了 59%，精子质量也有所下降，精子活力更低，精子 DNA 损伤也更多。自这篇研究报告发表以来，这一趋势持续不变，情况甚至正在加速恶化。

尽管全球男性的精子数量和精子质量的下降可能与生活方式或男性推迟生育有关，但是斯旺博士表示，有证据表明"化学物质起着主要的因果作用"。日常生活环境中的毒素暴露不仅会破坏精子的荷尔蒙活性，还会引起氧化应激，导致高达 80% 的男性不育。毒素通常通过破坏抗氧化酶的活性，导致体内氧化应激水平升高，从而给精子质量带来一系列不良影响。

在美国，登记在册的化学物质达 80 000 多种，但只有很少一部分经过安全检测，而且这些检测几乎都与生殖无关。人类每天都会接触很多种化学物质。虽然我们尚不清楚哪些化学物质对精子造成的伤害比较大，但目前已知对发育中的卵子可造成影响的毒素——邻苯二甲酸酯和双酚 A，也会影响精子质量。邻苯二甲酸酯和双酚 A 是两种广泛存在于生活中的化学物质，人们在很早以前就发现它们能够干扰荷尔蒙的活性，是所谓的"内分泌干扰物"。

邻苯二甲酸酯

邻苯二甲酸酯是一组被称为"增塑剂"的化学物质，存在于从古龙水到洗衣粉，以及由乙烯或聚氯乙烯制成的各种柔软、有弹性的塑料制品中。如第 2 章详细说明的那样，这些化学物质被禁止用在儿童玩具中，而且欧洲各国规定个人护理产品也不得含有邻苯二甲酸酯。除此之外，人们很少采取措施控制日常邻苯二甲酸酯暴露。然而，科学家早在 20 多年前就已经知道，这些化学物质会被人体吸收，并干扰重要荷尔蒙正常发挥作用。

作为一种内分泌干扰物，邻苯二甲酸酯暴露会对人体造成一系列影响，例如，胚胎暴露于邻苯二甲酸酯环境会导致男婴生殖器畸形。经过多年的激烈探讨，如今研究人员已经证实，邻苯二甲酸酯暴露的确能够降低成年男性的精子质量。

研究表明，男性暴露于一定浓度的邻苯二甲酸酯环境会导致精子 DNA 损伤，以及传统概念中的精子质量下降。邻苯二甲酸酯可通过多种方式伤害精子，包括改变荷尔蒙水平和引起氧化应激。具体而言，高水平的邻苯二甲酸酯与男性睾酮以及其他影响男性生育能力的荷尔蒙水平下降有关。一项针对 10 000 余名受试者的大型研究发现，高水平的邻苯二甲酸酯与全身出现更严重的氧化应激存在关联。

即使邻苯二甲酸酯仅能造成精子质量轻微下降，这也足以导致男性生育能力降低。在 2013 年召开的美国生殖医学学会会议上，研究人员公布了一项研究成果，他们研究了 500 对夫妇体内的邻苯二甲酸酯水平和妊娠成功率的关联，结果发现，邻苯二甲酸酯水平最高的男性，1 年内使其伴侣受孕的概率比邻苯二甲酸酯水平正常的男性低 20%。

减少邻苯二甲酸酯暴露简单且重要的方法之一是避免吃加工食品。食品加工会导致食物被邻苯二甲酸酯严重污染，因为加工设备通常由柔软、有弹性的塑料制成。研究已经发现，人们在家里吃天然食材制成的食物后，体内的邻苯二甲酸酯水平迅速下降。

第二个罪魁祸首是香水。男性只需避免喷不必要的香水（如古龙水），使用标有"不含邻苯二甲酸酯"的除臭剂、洗衣粉、洗发水、剃须膏，就可以显著减少邻苯二甲酸酯暴露。

双酚 A

双酚 A 是另一种可扰乱荷尔蒙分泌和对男性生育能力构成威胁的毒素。双酚 A 及其同族化学物质通常存在于加工食品、可重复使用的塑料食品容器中。由于双酚 A 是一种可模拟雌激素作用的内分泌干扰物，所以研究人员很早就注意到了它。

美国密歇根大学的研究人员开展了一项有关双酚 A 与精子质量关系的研究，结果发现，男性尿液中的双酚 A 水平高与精子数量少、活力差、形态异常率高、DNA 损伤率较高存在相关性。其他研究也得出了类似的结论。

尽管双酚 A 对精子质量的影响尚无明确结论，但已有的证据足以让我们对这种化学物质保持警惕。为了避免双酚 A 暴露，我们可以采取的措施包括避免吃罐装食品和深加工食品，以及使用玻璃或不锈钢材质的餐具来代替塑料餐具，如同第 2 章所介绍的。不含双酚 A 的塑料制品不一定是安全的选择，因为许多公司只是用类似的化合物来代替双酚 A，而这些化合物可能并非会对身体更好。

市售房事润滑剂中的化学物质

研究表明，使用大多数的房事用润滑剂会显著降低精子活力，增加精子 DNA 损伤率。在 2014 年的一项研究中，研究人员比较了 11 种不同的润滑剂，发现使用这些润滑剂都会对精子质量有不同程度的负面影响。2022 年的一项研究得出了同样结论，即使那些产品自称"对精子友好"。你可以选择专为备孕期夫妇设计的不含对羟基苯甲酸丙酯（它也是一种荷尔蒙干扰物）的润滑剂。

精子越新鲜越好

在解决饮食和毒素问题后，还有其他一些方法可以进一步提高精子质量。其中一个方法是确保精子没有在女性排卵或接受体外受精－胚胎移植前存留太久。

多年来，生殖中心一直建议男性在进行体外受精－胚胎移植或人工授精手术前几天避免射精，以确保精子数量更多。最近的数据表明，这或许会适得其反：尽管在射精的数天后获得的精子数量确实更多，但精子质量明显下降；特别是，精子存留时间越长，DNA 断裂就越容易发生。

是获得更多的精子好，还是获得更优质的精子好？数据表明，DNA 损伤较小的新鲜精子获胜。尽管一些研究报告指出，无论何时获得精子，结果都相似，但大多数研究发现，在射精之前禁欲天数越少，受孕概率越高，流产概率也越低。换句话说，质量胜过数量。

从现实角度来看，如果你试图自然受孕，就需要从排卵前至少 4 天开始每天尝试。如果你想通过体外受精 – 胚胎移植或人工授精受孕，那么医生就会对需要禁欲多长时间为你的伴侣提供更具针对性的指导，比如 1~3 天，在这个时间段内，禁欲时间越短越好。如果你的伴侣 DNA 碎片化程度很高，那么你们或许应该咨询医生一般的禁欲时间是否适用于你们。一些生殖中心现在会使用更新鲜的样本来解决 DNA 碎片化程度高的问题，比如在上次射精后 3 小时内取样，这样可以取得良好效果。

保持局部凉爽

研究人员在 40 多年前就已经发现，体温升高可降低精子质量。温度对精子质量的影响很容易从发热中体现出来，因为有研究表明，发热会降低精子的数量与活力，而且发热持续的时间越长，对精子质量的影响就越大。

其他因素也会导致睾丸温度升高，比如久坐、洗热水澡、穿紧身内衣等。在一项为期 6 个月的研究中，研究人员发现，穿紧身内衣的男性精子参数平均降低了 50%；当受试者换上宽松的内衣后，精子参数得到了提升。骑自行车也可能影响精子质量，研究发现，经常骑自行车的人精子密度较低，形态正常的精子比例也较低。

很多生殖科医生建议男性在采集精子前 1 周不要洗热水澡，但这可能还不够。精子生成的整个过程需要两个多月的时间，精子在生成早期很可能同样容易受到热损伤。所以睾丸部位保持凉爽的时间越长越好。

精子质量提高方案

当卵子质量有问题时，提高精子质量就非常重要了，因为质量较差的卵子无法修复精子 DNA 损伤。

如果你们存在原因不明性不孕、精液参数异常、在体外受精－胚胎移植中培育的受精卵很少或存活胚胎很少或不明原因流产史，那么你的伴侣可能需要进行 DNA 碎片检测和感染检测。他也需要去看泌尿科医生，进行常规检查，以排除存在精索静脉曲张的可能性，特别是在他存在 DNA 碎片率高或存在继发性不育时。

即使你的伴侣不担心自己精子质量差，他也要每天服用复合维生素补充剂，最好在尝试怀孕前几个月内开始服用。最好选择含有甲基叶酸而非合成叶酸的品牌。

可以考虑补充以下营养素以减少精子 DNA 损伤。

• 辅酶 Q10（泛醇或高吸收率配方的泛醌）。每天 200 mg，随早餐服用。有严重生育问题的男性可以将剂量提高至每天 400 mg。

• 每剂至少含 900 mg 二十二碳六烯酸的鱼油补充剂。

你的伴侣如果存在精子质量问题，请考虑补充以下一种或多种抗氧化剂。

• R–α–硫辛酸。每天 200~300 mg，最好空腹服用。如果空腹服用后出现身体不适，可改为随早餐服用（对提升精子数量和浓度尤其有益）。

• 左旋肉碱。每天 1 000 mg，随餐服用或单独服用（对提升精力活力和减轻静脉曲张造成的伤害尤其有益）。

• N–乙酰半胱氨酸。每天 600 mg，随餐服用或单独服用（对减轻 DNA 损伤、睾酮水平低和静脉曲张造成的伤害尤其有益）

推荐做维生素 D 水平检测，如果缺乏维生素 D，则最好服用营养素补充剂。

食用色彩鲜艳的水果和蔬菜，进一步提高体内的维生素和抗氧化剂水平。

限制糖和红肉的摄入量，选择地中海饮食模式，多吃鱼、坚果、橄榄油和豆类。

减少酒精的摄入量，尤其是临近接受体外受精 – 胚胎移植时。

采取措施少接触已知会伤害精子的毒素，尤其是存在于深加工的食物和香水中的毒素。

请记住，新鲜精子通常质量较高，DNA 损伤程度较低。

穿着宽松内衣，保持睾丸部位凉爽。注意坐姿，减轻对睾丸部位的压迫。

第 14 章

为胚胎移植做好准备

> 我不愿意等待。我准备好了，就会立即
> 行动。
>
> ——瑞芭·麦肯泰尔

如果你选择接受体外受精－胚胎移植，那么在用数月的时间提高了卵子质量后，你会经历艰难的体外受精，最终，胚胎准备好移植，焦点就会转移到如何帮助胚胎完成植入上。现实是，你已经准备得比你想象的充分了。

决定胚胎能否植入最重要的因素是胚胎的质量，特别是它的基因是否正常。通过专注于提高卵子质量，你已经迈出了最重要的一步。但你仍然需要获得一些建议，帮助你做出选择，例如是转移新鲜胚胎还是冷冻胚胎，以及是否进行胚胎检测，不过这都不比你从一开始就获得优质胚胎更重要。

本章简要介绍了能促进血液流动和增加子宫内膜厚度的营养素补充剂，但并不是一个会产生巨大积极影响的详尽方案。在准备胚胎移植时，服用补充剂和改变生活方式的影响并没有那么大，因为一旦你有了一个优质胚胎，是否着床取决于运气和子宫内膜状况是否良好。

通常而言，移植后的标准方案是为孕妇补充雌激素和孕激素，不需要额外补充有益于子宫内膜的营养素。胚胎基因正常而无法着床，通常要么是运气不好，要么是存在无法通过补充营养素或改变生活方式来解决的问题。这些问题包括存在隐性感染、自身免疫病、子宫内膜异位症（如瘢痕子宫内膜异位症）——所有这些都会导致所谓的"植入功能障碍"。这些问题需要通过更高级的检测来确诊，患者也需要接受相应的治疗。这些问题不仅仅会影响胚胎移植，还会影响自然受孕，第15 章将对此做详细介绍。

大多数情况下，生殖医生会建议你至少进行一次移植，只在移植失败、表明你的身体可能存在问题的情况下才对你进行额外的检查。如果你的胚胎很少，或者你有自身免疫病或感染史，那么在第一次进行移植前要求做一些更高级的检测是合理的。与移植有关的问题将在第 15 章中讨论（你应该和医生聊聊这些问题，尽管医生可能拒绝与你讨论并认为这是不必要的）。

目前，我们重点关注在移植前你需要做出的其他选择，以及有益于子宫内膜准备的其他措施，比如补充营养素和做针灸。这些措施可能使局面变得对你有利，但归根结底，此前为提高胚胎质量付出的诸多努力可能才是最重要的措施。

冻胚移植还是鲜胚移植？

近年来有一种趋势，那就是不再在取卵后不久移植新鲜胚胎，许多生殖中心更愿意将所有胚胎冷冻起来，等待 1 个月以后再安排第一次移植。这种方法得到了多项大型研究的支持，即移植冷冻过的胚胎妊娠率更高。

例如，一项针对美国一些顶级生殖中心近 3 000 个体外受精 - 胚胎移植周期的研究发现，冷冻移植周期的妊娠率为 52%，而新鲜移植周期妊娠率为 45%。针对 1 600 名中国女性的随机试验也得出了类似的结论，该研究成果发表在著名医学杂志《柳叶刀》上。

然而，并非所有研究都发现冻胚移植的成功率更高。一些生殖中心可能更擅长鲜胚移植而非冻胚移植。在梳理完一系列关于这个问题的研究后，研究人员得出结论：“两种移植方式可能难分伯仲。”哪种移植方式更好可能更多地取决于生殖中心的技术成熟度以及你自己的特定情况。例如，如果取卵后你的子宫内膜很薄，那么冻胚移植的结果可能更好。另一个影响因素是胚胎是否足够强壮，能否在冷冻和解冻过程中存活下来。如果你的胚胎很少，而且发育不好，那么鲜胚移植很可能带来更好的结果。此外，如果你要接受移植前的胚胎检测，那么通常需要选择冻胚移植。

你需要相信生殖中心医生的建议，无论是鲜胚移植，还是冷冻胚胎移植，都是根据你的特定情况所做出的最佳选择。

胚胎检测

胚胎分析技术在过去十年中取得了显著进步，可以识别越来越多以前未能发现的异常。不幸的是，技术的进步并没有带来更高的成功率，这也许是因为一些被标记为异常的胚胎实际上仍具有发育为健康胎儿的潜力。

胚胎检测无疑可以为许多夫妇提供有用的信息，有助于提高移植成功率，降低流产率。但得到这些信息有时会以胚胎丢失为代价。像许多其他抉择一样，是否检测你的胚胎以及是否移植被标记为异常的胚胎，需要你权衡自己的特定情况和其他利弊。

胚胎检测的形式

最常见的胚胎测试形式是寻找卵子或胚胎发育过程中所发生的错误，比如被异常复制的染色体。这被称为"植入前非整倍体检测"（Preimplantation Genetic Testing For Aneuploidy,

PGT-A）。这需要在胚胎发育到第 5 天时从外层取出大约 5 个细胞，并将这些细胞送往实验室进行分析。实验室将确定这些细胞是否存在染色体缺失或重复，或是否存在小部分的染色体增加或丢失。目的是识别出没有出错的胚胎，即"整倍体"胚胎——这类胚胎最可能移植成功。异常胚胎（被称为"非整倍体"胚胎）通常会被丢弃。

另一种形式的胚胎检测被称为"植入前单基因遗传病检测"（Preimplantation Genetic Testing For Monogenic Gene Disease，PGT-M），适用于夫妇存在遗传性疾病，希望通过胚胎检测以避免子代遗传不良基因的情况。对患有严重遗传病的夫妇而言，进行 PGT-M 通常是一个相对容易的决定。

本章会重点介绍 PGT-A，以及是否选择 PGT-A 以增加胚胎移植成功率和降低流产率。本章还会介绍可能值得移植的异常胚胎类型。

胚胎检测对体外受精－胚胎移植成功率的影响

对 35 岁以上女性，相当有力的证据表明，相比于未经测试的胚胎，进行过 PGT-A 的胚胎移植成功率更高，流产率更低——换句话说，每次移植的怀孕概率都更高。但这并不意味着每次取卵对应的怀孕概率更高。

即使你有一个正常胚胎和三个异常胚胎，它们移植成功率也是相同的，即使在移植成功后那三个异常胚胎可能无法存活。胚胎检测不会改变胚胎，只是提供了关于先移植哪些胚胎的信息，帮助你用最少的移植次数成功怀孕。

这种对胚胎潜能的优先选择对 35 岁以上女性最有用。对年轻女性而言，最"漂亮"的胚胎染色体正常的概率更高。最近的一项随机研究证实了这一点，该研究比较了仅根据外观选择胚胎和通过 PGT-A 选择胚胎的成功率。研究发现，对 35 岁以下的女性而言，3/4 外观良好的胚胎染色体均正常。研究还发现，移植经过检测的胚胎和移植最漂亮的胚胎的成功率相近。对胚胎异常风险较高的女性而言，移植经过 PGT-A 的胚胎更有价值，因为这种检测可以帮助女性避免因胚胎移植花费的时间、经济等成本过大，以及因移植失败和流产带来的心痛。

然而，进行 PGT-A 并非没有缺点。数据显示，尽管检测可以提高每次胚胎移植的妊娠率，但一些健康的胚胎也会在这个过程中丢失。对此的部分解释是，将生长到第 5 天的囊胚进行活检然后冷冻，而非移植生长到第 3 天的新鲜囊胚，有时会导致胚胎丧失活力。对有很多胚胎的女性而言，选择冻胚移植不是一个大问题，因为它是一种寻找最好胚胎的方法。对只有廖廖几个胚胎的夫妇而言，情况就不同了，特别是在这些具有活性的胚胎质量较差时。

如果你所在的生殖中心在第 5 天培育出的囊胚质量较差，那么这个囊胚可能无法通过 PGT-A。一项研究发现，对只有一个胚胎的女性而言，在胚胎发育到第 3 天立即进行鲜胚移植，而非等待胚胎发育到第 5 天再移植，其妊娠率可提高 50%。

胚胎被丢弃的可能性

人们也越来越担心 PGT-A 可能导致发育为健康胎儿的、所谓的"异常胚胎"被丢弃。这个问题在 2015 年被第一次提出，是因为《新英格兰医学杂志》发表了一篇研究报告，这篇报告记录了女性被移植标记为"染色体异常"的胚胎后生出了健康婴儿的情况。研究人员为 18 名没有获得正常胚胎的女性移植了某种异常胚胎（即"嵌合体胚胎"）。18 名被移植者孕育了 6 名婴儿，所有婴儿出生后的检查结果都提示染色体正常。最近，其他多项研究也取得了同样惊人、一致的结果——异常胚胎被移植后孕育出了健康的婴儿。

这导致一些人质疑 PGT-A 是否有价值。如果被报告为异常的胚胎可以发育成健康的胎儿，那么检测的意义是什么？然而，研究表明，PGT-A 结果能提供很可靠的信息，因为不是所有的异常胚胎都能发育为健康胎儿。

要了解其中的原因，我们就需要知道 PGT-A 是如何操作的。培养到第 5 天的囊胚拥有外层细胞团，即滋养外胚层，还有位于内部的细胞球，即内细胞团。滋养外胚层最终成为胎盘，而内部细胞团发育成婴儿。PGT-A 的样本基本为 5 个细胞，均取自滋养外胚层。

胚胎被标记为非整倍体，通常意味着所有被检测的细胞都存在异常，比如染色体额外复制。在这种情况下，胚胎异常很可能追溯到卵子，这意味着整个胚胎都受到了卵子异常的不良影响。一些人将这种胚胎称为"均匀非整倍体"，这种胚胎在植入后发育成健康胎儿的情况极为罕见。这些胚胎通常无法着床，即使成功着床，也极可能导致妊娠早期流产。一项针对100 个均匀非整倍体胚胎移植的临床观察发现，这种胚胎只有7 个成功受孕。其中有 6 个流产，只有 1 个活产。

如果只有部分采样细胞存在异常，而其他细胞无异常，那么这些胚胎将被标记为"马赛克"或"基于中间拷贝数的PGT–A 嵌合"。这些胚胎通常也被视为异常胚胎且不适合移植，但研究表明，应该给它们移植机会。这是因为对马赛克胚胎而言，PGT–A 和 PGT–M 的结果可能都无法反映胚胎的真实状态。

一方面，从囊胚外层采集的活检细胞可能没有准确反映囊胚内部的状况。只有外层的部分细胞存在染色体异常，意味着发育后期发生了错误，这些错误可能并不存在于将发育为胎儿的内细胞团中。

另一方面，马赛克胚胎中的异常细胞可能在胚胎发育的自我纠正过程中被清除。胚胎可以自我纠正遗传错误听起来似乎不可思议，但研究人员越来越一致地认为这是确实存在的。如果内部细胞团同时存在正常细胞和异常细胞，异常细胞更可能停止生长和死亡，而正常细胞可以继续复制并发育成为健康胎儿。换句话说，随着进一步的发育，马赛克胚胎具有选择性清除染色体异常细胞的功能。这一点存在一些争议，但研究表明，仅一条染色体发生异常的马赛克胚胎与正常胚胎的移植成功率可能是相似的。马赛克胚胎的流产风险尽管可能比正常胚胎高，但仍低于 25%。

　　然而，许多医生出于担忧新生儿可能存在先天遗传问题，不愿意移植马赛克胚胎。这种担忧似乎毫无根据，因为迄今为止，几乎所有用马赛克胚胎孕育出的婴儿染色体都是正常的。有一些婴儿出生时尽管存在染色体异常问题，但这些问题不会对健康造成严重后果。你可以在妊娠期间通过无创筛查来确定胎儿是否存在遗传问题。即便如此，许多生殖中心仍拒绝移植马赛克胚胎，这是你在决定是否进行 PGT-A 和 PGT-M 检测时需要了解的一个信息。

如何判断做不做胚胎检测?

　　总体而言，是否接受胚胎测试可能是一个艰难的决定，涉及因素包括你的年龄、你有多少胚胎，以及你自己更担忧的其他事项。

　　随着年龄的增长，异常胚胎的比例可能更高，因此选择最优质的胚胎显得更重要。40 岁以上的女性选择接受这项检测，可以避免流产和生下患有严重染色体异常性疾病（如唐氏综合征）的孩子。鉴于以上的顾虑，一些夫妇会在权衡了风险和益处后，再决定是否冒着胚胎丢失的风险，通过 PGT-A 避免流产或染色体遗传病。

　　时间也是一个考虑因素。检测结果可能提示所有胚胎都存在异常，最好再次取卵。如果没有检测结果，一些夫妇可能浪费数月的时间在一定会移植失败或妊娠丢失的胚胎上。进行检测可以加快生育治疗的节奏。

胚胎检测尽管对 35 岁以上的女性，尤其是 40 岁以上的女性更有价值，但也存在更多的缺点。这是因为进行 PGT-A 有失去具备生存能力胚胎的风险。胚胎可能在实验室培养到第 5 天的过程中丢失、在活检损伤中丢失（检测结果甚至可能不准确）。虽然胚胎在这些情况下丢失的概率很低，但如果你取卵后只成功培养了 1~2 个胚胎，那么不经过胚胎检测，在第 3 天进行胚胎移植，或许还有移植成功的机会。

一个好的折中方案可能是在第 3 天移植至少一个新鲜胚胎，然后继续培养剩余的胚胎到第 5 天以接受胚胎检测。如果你决定接受胚胎检测，那么你最好向生殖医生申请进行一次 PGT-A，并让医生详细解释检测结果，以便了解是否存在可能值得移植的马赛克胚胎。如果你所在的生殖中心拒绝移植马赛克胚胎，你可以把胚胎转移到另一个生殖中心。

准备移植时需要补充的营养素

在进行胚胎移植之前，哪些提高卵子质量的营养素值得继续补充，有没有可以改善子宫内膜状况的营养素？在一开始，你如果缺乏以下营养素，就需要及时补充：孕期复合维生素、维生素 D、维生素 B_{12}。在怀孕前几个月内，保持体内有充足的维生素对保护未来宝宝的健康非常重要——降低发生流产、神经管畸形和妊娠期并发症（如先兆子痫和早产）的概率。目前关于补充更多营养素以改善接受胚胎移植时的子宫内膜状况的研究较少，但研究人员发现维生素 E 和左旋精氨酸是两种最有助于子宫内膜发育的营养素。

2019 年，一项针对反复移植失败女性进行的随机安慰剂对照研究发现，补充维生素 E 可以显著改善子宫内膜厚度。此前，研究人员对 60 名子宫内膜较薄的女性进行了观察，发现补充维生素 E 或左旋精氨酸可以使大约一半女性的子宫内膜厚度得到改善。在该研究中，维生素 E 的剂量为每天 600 mg，左旋精氨酸的剂量为每天 6 g。为了比较维生素 E 和左旋精氨酸的效果，研究人员让受试者只补充其中一种。其实，同时补充这两种营养素可能更有效，因为它们的作用机制略有不同：相对而言，维生素 E 可以增加子宫内膜的细胞数量，促进新的血管生成，而左旋精氨酸可以通过扩张血管来增加子宫的血液供应。

除了维生素 E 和左旋精氨酸，几乎没有证据表明补充其他营养素具有促进子宫内膜发育的作用。虽然补充辅酶 Q_{10} 可能改善子宫内膜厚度，而且有研究称，女性在补充辅酶 Q_{10} 后子宫内膜厚度有所增加。如果辅酶 Q_{10} 确实有效，很可能是通过支持子宫内膜细胞的能量生成发挥作用的。

另一种可能有助于改善子宫内膜的营养素是左旋肉碱。埃及的一项随机双盲研究中，既往曾胚胎移植失败的女性在再次移植前每天补充 3 g 左旋肉碱。研究人员发现这么做可以增加子宫内膜厚度和提高妊娠率。还有研究报告提示补充左旋肉碱可以改善多囊卵巢综合征患者的子宫内膜厚度。这项研究成果很有前景，但左旋肉碱应用于女性生殖的时间不长，不像左旋精氨酸、维生素 E 和辅酶 Q_{10}。

推荐的营养素

- 孕期复合维生素（剂量根据自身情况决定）。
- 维生素 D（剂量根据自身情况决定）。
- 维生素 B_{12}（剂量根据自身情况决定）。
- 维生素 E（每天 200~400 IU）。

可选择的其他营养素

- 左旋精氨酸（每天 6 g，从取卵后开始补充）。
- 辅酶 Q_{10}（每天 200~400 mg）。
- 左旋肉碱（每天 3 g）。

子宫内膜薄的治疗方法

除了标准的雌激素和黄体酮治疗，有时还会增加其他治疗药物以改善子宫内膜薄的问题。最常见的增加药物之一是阿司匹林，它被认为可以改善子宫内膜的血液流动。对一般的接受体外受精 – 胚胎移植的人群，有证据表明服用阿司匹林似乎没有明显的作用，但对特定人群是有所帮助的。

特别是，服用低剂量阿司匹林可能提高遗传性凝血障碍、子宫内膜薄或自身免疫病（如抗核抗体或抗磷脂抗体异常）患者的着床率，这些疾病会减少血流量或影响子宫内膜容受性。

对子宫内膜很薄的人，一些医生可能给予阴道栓剂。这种相对较新的疗法得到了多项研究的支持，并被认为有促进血液流动的作用。另一种被用于治疗子宫内膜薄的方法是注射粒细胞集落刺激因子。这是一种生长因子，通常用于癌症患者以促进免疫细胞再生。理论上，它也可以改善子宫内膜厚度，但研究成果并不一致。一些研究人员发现，尽管注射粒细胞集落刺激因子可能增加子宫内膜厚度，但妊娠率并没有显著提升。

对子宫内膜非常薄（特别是慢性感染或子宫腔粘连综合征导致的子宫内膜薄）的人而言，更有前景的治疗方法是灌注富血小板血浆。这需要取一小管血液，其中含高浓度的生长因子和其他促进愈合的成分，然后将这些成分注入子宫内膜。这种方法被认为可以促进受损组织愈合。初步研究表明，子宫内膜极薄的女性接受富血小板血浆疗法后可提升妊娠率。

针灸疗法

长期以来，针灸一直被用作治疗不孕的方法，但研究人员仍在试图确定它是否真的提高了体外受精－胚胎移植的成功率。从 21 世纪初开始，在德国，沃尔夫冈·保卢斯博士领导的一项备受瞩目的研究发表了研究成果后，许多生殖中心开始推荐或提供针灸治疗。保卢斯博士的研究表明，在胚胎移植前 25 分钟和之后 25 分钟接受针灸治疗的女性，移植成功率高达 43%，而没有接受针灸治疗的女性成功率仅为 26%。此后，许多研究人员试图通过实验复制这个结果，却往往令人失望。

数十年后的现在，研究人员梳理与此有关的所有研究后发现，胚胎移植前后仅仅进行一两次针灸治疗对怀孕概率几乎没有影响。然而，这种疗法仍可能有其他益处，许多医生建议体外受精－胚胎移植的患者配合针灸治疗，纯粹是因为针灸可以减轻压力和焦虑。目前我们尚不清楚压力大是否真的如一些人认为的那样会影响生育能力，但缓解压力本身就是一个值得追求的目标。

在缓解压力方面，针灸疗法确实是有效的。研究一致发现，对接受体外受精－胚胎移植的女性而言，针灸治疗可以降低压力荷尔蒙——皮质醇的水平。爱丽丝·多马尔博士是美国波士顿生殖医学中心身心服务主任，也是一位著名的提高生育能力的自然疗法专家，她在 2009 年研究了保卢斯博士所用的针灸治疗方案。进行胚胎移植前后的患者被随机分为两组：安静躺着休息或接受 25 分钟针灸治疗。研究发现，针灸治疗对妊娠率没有影响，但“进行针灸治疗的患者在胚胎移植后焦虑明显减轻，并对本次移植的结果抱有乐观的态度”。

这种缓解压力的益处可能只有在生殖中心接受针灸治疗时才能观察到。一项研究发现，当进行胚胎移植的女性当天需要从生殖中心前往其他地点去接受首次针灸治疗时，缓解压力的作用似乎不存在了。

与其在进行胚胎移植当天接受单次针灸治疗，不如在体外受精—胚胎移植周期中和进行冻胚移植前 1 个月，每周接受多次常规针灸治疗。尽管关于这一点的证据尚不明确，但一些初步研究表明，连续接受针灸治疗可能提高体外受精－胚胎移植的成功率。有研究发现，女性在取卵前4周每周接受两次针灸，在进行胚胎移植前后各增加一次治疗，接受针灸治疗组的妊娠率（53%）明显高于对照组（41%）。

针灸疗法如果确实可以提高体外受精－胚胎移植的成功率，就可能是因为以下几点。一是针灸治疗可以促进卵巢和子宫的血流量，促进卵泡生长和子宫内膜发育。二是，有人认为，针灸治疗可能通过触发身体分泌有益的内啡肽和减轻压力的荷尔蒙来提高生育能力。虽然我们尚不清楚针灸疗法让试图怀孕的女性受益的原理是什么，但女性要从中受益，似乎就要定期接受治疗，而非仅仅在进行胚胎移植前后进行单次治疗。

最后，如果你的时间和经济条件允许，或者针灸能让你放松，你就可以做一下针灸。如果你的时间和经济条件都不允许，那么接受针灸治疗反而会使你的经济负担和精神压力更重。在进行体外受精－胚胎移植的过程中，你可以尝试其他减压方法，比如散步或冥想。

移植后是否卧床休息？

胚胎移植后最常见的问题之一是，卧床休息是否有益。凭直觉而言，休息可能有助于胚胎着床不受干扰。然而，数据显示，胚胎移植后立即卧床休息并非真的有益，甚至可能降低妊娠率。相反，有人建议女性在移植后最晚 2 周恢复大多数活动，但避免进行剧烈运动（如游泳）、热敷、性生活，以及蒸桑拿、浴缸泡澡。

等待验孕

胚胎移植后，大多数医生建议女性不要自己在家验孕，鼓励等待医院的血液检测结果（医院通常在移植后 9~12 天出检测结果）。提出这一建议的原因之一是，如果你接受的是鲜胚移植，那么在取卵前使用的促排卵药物可能导致假阳性结果，过早使用或使用不可靠的验孕产品可能导致误报。许多医生担心假阴性结果可能导致女性过早停药。为了避免女性情绪起伏大和检测结果误报，医生一般建议等待血液测试结果。

通常而言，这是正确的方法。然而，在某些情况下，胚胎移植后的等待是痛苦的。女性自己决定用哪种方式对心理健康更好，也是合情合理的：是为了避免误报而等待医院的血液检测结果，还是自己择时在家验孕以尽早得到答案。

在家验孕指导

如果你决定在家验孕，请记住，不同品牌试纸对人绒毛膜促性腺激素（human chorionic gonadotropin，HCG）的敏感度差异很大。这意味着一些品牌在检测较低水平的 HCG 方面比其他品牌好得多。请选择你所知的对 HCG 最敏感、检测结果最可靠的品牌。

　　在鲜胚移植过程中，取卵前使用的促排卵药物——注射用HCG可能在身体中停留一段时间。因此，选择移植第5天的新鲜囊胚后，在大约5天内验孕可能出现假阳性结果。解决这个问题的方法是在移植后的第3天或第4天测试体内的HCG水平。检测结果为阴性则表明促排卵药物这一影响因素已经消失，此后你就可以开始验孕。

　　选择移植新鲜的或冷冻的第5天囊胚，并用高灵敏度的试纸测试后，大多数女性会在移植后5~7天内得到第一个阳性结果。如果移植后第8天检测结果为阴性，那么你仍然可能怀上晚期着床的胚胎，但这种情况并不常见。无论居家验孕的结果如何，你都应该一直服用药物，直到血液检测得出明确结论。

血 β-HCG 检测

　　大多数医生建议在移植后9~12天进行第一次血 β-HCG检测。许多早期妊娠检测结果可呈阳性，但在这一时间段内还可检测晚期着床后的妊娠。此时的HCG水平可以为是否受孕提供精确线索。

　　如果在胚胎移植后第12天的HCG水平超过 100 mIU/mL，那么怀孕的概率很高。如果HCG水平超过 60 mIU/mL，但低于 100 mIU/mL，你仍然可以保持乐观。而第12天低于40 mIU/mL表明怀孕的概率不高。如果你一开始的测试结果偏低，但几天后再次测试显示HCG水平正常上升，那么这是一个非常令人鼓舞的迹象——较低的初始值可能只是反映了着床较晚。

HCG 水平上升的速度是预测是否成功怀孕特别有用的指标之一。基本原则是，在最初几周，HCG 水平应该每 2~3 天翻一番。2022 年，美国西北大学的研究人员发现，如果在移植后第 10 天 HCG 水平超过 100 mIU/mL，在 48 小时内 HCG 翻了一番，那么活产率为 85%。如果只达到其中一个里程碑，那么活产率会低得多（34%~55%），如果两个原则都没有做到，那么活产率只有 9%。尽管看到 HCG 水平非常低或上升缓慢可能令人心碎，不过这些统计数据可以帮助你在心理上为可能的结果做好准备，但请记住，即使检测结果很低，那也还有机会，你的胚胎可能创造奇迹。

行动方案

在接受胚胎移植之前，你面临的两个主要抉择是：选择鲜胚移植还是冻胚移植，以及是否进行胚胎检测。冻胚移植可能更好一点，但如果你的胚胎很少，并且可能无法在冷冻过程中存活，那么鲜胚移植可能是最好的选择。

是否进行胚胎检测是一个非常个性化的决定，取决于你的年龄、你有多少胚胎，以及预防流产和尽量让每种类型的胚胎继续发育对你有多重要。对 35 岁以上有许多胚胎可供选择的女性而言，进行胚胎检测是最有意义的，但如果你只有 1~2 个胚胎，就可能不值得冒险。

在准备冻胚移植时，补充营养素和改变生活方式只起次要作用，因为决定胚胎是否着床最重要的因素是：它是否是一个优质胚胎，局面是否对你有利（运气好不好），以及你是否有任何可能影响子宫内膜状况的健康问题（如宫内感染、瘢痕子宫内膜异位症或自身免疫病——第 15 章将讨论与自身免疫病有关的话题）。然而，补充营养素可以帮助你的身体为健康怀孕做好准备，并可能有助于子宫内膜健康发育。

推荐的营养素

- 孕期复合维生素（剂量根据自身情况决定）。
- 维生素 D（剂量根据自身情况决定）。
- 维生素 B_{12}（剂量根据自身情况决定）。
- 维生素 E（每天 200~400 IU）。

可选择的其他营养素

- 左旋精氨酸（每天 6 g，从取卵后开始补充）。
- 辅酶 Q_{10}（每天 200~400 mg）。
- 左旋肉碱（每天 3 g）。

第 四 部 分

其他问题的解决方案

第 15 章

免疫与移植

跌倒七次，爬起八次。

——日本谚语

有时，仅仅提高卵子和精子的质量是不够的。即使是最健康的胚胎，免疫系统和子宫有时也会阻止它着床。有些状况也会导致妊娠失败，包括存在隐性感染、慢性子宫内膜炎、子宫内膜异位症、自身免疫抗体和瘢痕组织，它们通常不会表现出任何症状，可能多年来一直未被发现。

许多女性在经历长期的原因不明性不孕、多次胚胎移植失败或反复妊娠丢失后，才发现自己存在着床问题。本章旨在提醒你注意一些经常被人们忽略的潜在问题，这样你就可以要求医生对你进行相应检查和治疗。

什么是着床障碍？

正如前面章节所介绍的，大量的着床失败和早期妊娠丢失都是胚胎中的染色体错误导致的，而本书所提供的策略旨在预防这些错误。然而，胚胎即使基因正常，有时也会着床失败，或者着床后流产。

新研发的测试表明，许多着床失败和原因不明性不孕背后的问题与免疫系统异常和子宫内膜问题有关。如果子宫内膜中的某些免疫细胞过于活跃，那么无论是存在隐性感染、自身免疫病还是其他原因，胚胎着床都会变得困难。

同样的因素不仅可能阻止胚胎着床，还可能导致反复妊娠丢失。这些由自身免疫抗体或感染触发的免疫反应，可能通过引起着床过程出现异常从而阻止胚胎着床。

免疫系统在胎盘发育、孕妇和胎儿血液连接中扮演着至关重要的角色。例如，免疫细胞，尤其是自然杀伤细胞，会通过发送信号来调节胎盘中的血管生长。一旦这一微妙的调控过程被扰乱，血管结构就可能发育异常，进而增加流产及妊娠并发症（如先兆子痫）的风险。

简而言之，免疫系统异常和子宫内膜问题可能导致胚胎移植失败、原因不明性不孕和反复妊娠丢失。如果你正面临以上挑战，那么你可以从本章中了解各种检测项目，通过检测找出最常见的原因。

如果你患有自身免疫病（这可能增加出现其他免疫问题的风险）、有妇科感染史（这可能使你容易患子宫内膜炎）或存在慢性盆腔疼痛（这可能反映你可能患有子宫内膜异位症），那么本章所介绍的检测项目也同样适用于你。

此外，如果你的胚胎数量有限，那么在接受胚胎移植前进行本章提到的部分检测以排除植入过程中的常见问题，会是一个合理的选择。

应该检测什么？

遗传基因正常的胚胎发生植入失败或反复妊娠丢失可能是以下六大类问题导致的：

- 隐性感染和慢性子宫内膜炎；
- 子宫内膜异位症；
- 免疫因素，比如抗磷脂抗体和自然杀伤细胞异常；
- 荷尔蒙失衡和遗传性凝血功能障碍；
- 子宫结构问题，比如子宫腔粘连综合征；
- 夫妇双方的遗传问题，比如染色体易位。

找到愿意排查这些问题的医生可能相当困难。在过去，有些医生更愿意等到患者流产三次后再开始寻找潜在原因，而一些生殖中心面对胚胎移植失败时，往往只是建议患者继续尝试，重复昂贵且艰难的体外受精－胚胎移植过程，而不做任何改变。有时，医生或许会关注他们最熟悉的一两个问题，比如检测染色体易位。这些检测可能有用，但并非重中之重。相反，检测时应重点关注最常见且可解决的问题，比如子宫内膜的隐性感染、子宫内膜异位症，以及某些免疫问题。

近年来，医学界在识别这些常见问题方面取得了显著进步。现在，只需对患者进行简单的活检，医生即可通过新的检测手段发现隐性感染和子宫内膜异位症标志物。然而，这些检测并未普及到所有有这些需求的人群，这很可能是因为医学发现与医疗实践的更新不同步。因此，了解现有的可选检测项目至关重要，这样你就可以为自己发声，并要求进行最可能发现可解决问题的检测。本章将按照着床障碍从最常见到最不常见的原因的顺序（子宫内膜炎、子宫内膜异位症、抗磷脂抗体综合征）讨论主要的检测项目。你无须对所有项目都进行检测，可以先从最可能造成植入失败或反复妊娠丢失的元凶——子宫内膜炎开始。

隐性感染和慢性子宫内膜炎

多年来，人们普遍认为子宫腔是一个无菌的环境。研究表明，这并非事实。子宫腔通常有少量细菌，它们通过子宫颈迁移到子宫腔，形成独特的生态系统。子宫腔有细菌本身不是问题，关键在于细菌的种类。

乳酸菌这样的菌种，有助于调节免疫系统、减轻炎症，并在子宫腔营造微酸性环境。研究表明，子宫中乳酸菌含量较高的女性，接受胚胎移植后成功受孕的概率更大，流产风险也相对较低。

部分种类的细菌（如加德纳杆菌）和脲原体则会产生负面效果。它们会引发炎症反应，阻碍胚胎着床，并增加妊娠失败和胚胎停育的风险。

身体其他部位感染有害微生物往往能迅速被修复，但在子宫内，有害微生物能长期滞留，引起炎症，即慢性子宫内膜炎（尽管它听起来与子宫内膜异位症相似，但两者是截然不同的疾病）。研究表明，在反复移植失败或反复妊娠丢失的女性中，高达 30% 的人患有慢性子宫内膜炎。

多年来，子宫内膜炎的检查一直是个难题。传统的子宫内膜炎诊断依据是在子宫内膜活检中发现某些免疫细胞，但据此可能发现不了早期感染。如今，检测人员能够利用 DNA 测序技术精确测定微生物的比例，并确定导致子宫内膜炎的致病性细菌是否过度繁殖，从而为我们提供了更详细的信息。

有一种检查方法叫作"EMMA/ALICE 检测"。医生通过子宫内膜活检取得一小部分子宫组织样本，然后送去检测，评估其中的细菌情况。另一种无须医生介入的检测方法是"FERTILYSIS 微生物组检测"，你只需使用送到家的试剂盒收集几滴经血，然后将样本送到实验室进行分析。几周后，你就会收到一份包含治疗建议的详细报告。

如果你不方便进行 EMMA/ALICE 检测，你还可以用一种比较传统的方法，即子宫内膜活检，来检查自己是否患有子宫内膜炎。此外，你还可以选择常规的阴道拭子测试来检查细菌性阴道病。虽然这种拭子检测不能直接确定子宫腔是否存在有害微生物，但研究发现，将近50%的细菌性阴道病患者都患有子宫内膜炎。因此，阴道拭子检测结果显示存在有害微生物（如加德纳杆菌或脲原体），足以成为你接受抗生素治疗的理由。

如果你的子宫腔存在有害微生物，那么抗生素治疗将非常有效地改善你的情况。研究表明，使用抗生素可以解决大约3/4 的子宫内膜炎问题，从而显著提高受孕概率和足月分娩率。一项研究指出，患有慢性子宫内膜炎的女性每次受孕的活产率仅为 7%，但在接受抗生素治疗后，这一比例提升至 56%。对更复杂的病情，患者可能需要多次使用抗生素或采取更高级的治疗方法，比如子宫灌洗（使用抗生素和类固醇灌洗宫腔）、口服类固醇，以及富血小板血浆疗法。

鉴于乳酸菌等有益细菌对保持生育能力很重要，你可能担心使用抗生素是否会产生副作用，比如减少有益菌群的数量，从而进一步破坏微生物群的自然平衡。幸运的是，有些抗生素能在对乳酸菌伤害较小的情况下杀死许多有害微生物。因此，总体来看，在合理范围内使用抗生素能使有益菌群的比例更高，帮助子宫微生物群达到一个更加健康的平衡状态。在治疗期间，为了确保感染不会反复发作，一些医生会建议你的伴侣也接受抗生素治疗。

此外，研究还发现，联合使用抗生素和益生菌补充剂可能效果更佳。其中，目前积极影响最大的菌株包括鼠李糖乳酪杆菌 *GR-1* 和罗伊氏粘液乳杆菌 *RC-14*。这两种菌株被大量研究证实能够在生殖道中存活并有效对抗包括加德纳杆菌在内的有害酵母菌和细菌。它们也是许多女性健康益生菌补充剂的基础成分。如我在其他关于怀孕的书中所述，在孕期，这些益生菌补充剂还被推荐用于预防 B 群链球菌感染。

尽管口服益生菌补充剂对改善生殖道微生物群的帮助很大，但研究发现，更有效的方法是口服抗生素配合使用阴道益生菌栓剂。相比单独使用抗生素、单独服用益生菌补充剂或同时口服抗生素和益生菌补充剂，这种组合能更有效地恢复子宫内膜微生物群的平衡。

子宫内膜异位症与 ReceptivaDX 检测

对渴望怀孕的人而言，了解子宫内膜异位症并非总伴有明显症状是非常重要的。这种疾病可能导致胚胎移植失败和原因不明性不孕，但患者可能平时并不会感到疼痛或有任何其他症状。因此，很多接受生育治疗的子宫内膜异位症患者并不知道自己患有该病。即便是平时疼痛感强烈的患者，也通常在数年后才被确诊。

你可能以为近年来随着公众对子宫内膜异位症认识的提

高，更多寻求生育治疗的患者确诊速度会加快。但实际情况并非如此，越来越多的子宫内膜异位症患者只是被简单告知自己患有原因不明性不孕，并被鼓励尝试进行体外受精－胚胎移植，而患原因不明性不孕的潜在原因未被深入探究。

研究人员发现，无症状的子宫内膜异位症是导致原因不明性不孕的常见因素之一。然而，许多医生尚未意识到这一点，他们通常只在患者出现慢性腹痛时才建议排查子宫内膜异位症。幸运的是，一些新兴的检测项目有望改变这一现状，让我们更容易判断自己是否患有子宫内膜异位症。

其中一个备受瞩目的检测项目是 ReceptivaDX 检测，患者只需在生殖科进行简单的子宫内膜活检即可完成取样。如果你长期患有原因不明性不孕或胚胎移植屡屡失败，那么你需要进行这项检测。如果你有多次流产经历，那么尽管子宫内膜异位症与不孕的关联比与流产的关联更明确，你也可以考虑进行这项检测。

子宫内膜异位症影响胚胎移植的机制

子宫内膜异位症是一种炎症性疾病，其特征是其他部位（通常是子宫外壁、腹腔内或卵巢上）生成了类似子宫内膜的组织。这种异位组织不仅会造成结构上的问题，自身还会合成荷尔蒙和炎症因子，引起荷尔蒙紊乱和炎症。这种荷尔蒙紊乱和炎症会让子宫内膜正常组织的功能随之出现异常。子宫内膜会对孕激素产生抗性，从而使胚胎着床变得更加困难，导致原因不明性不孕和胚胎移植失败。患子宫内膜异位症还可能增加流产风险，尽管这方面的数据并不完全一致，且该病对流产的影响可能相对较小。

子宫内膜异位症的诊断

诊断子宫内膜异位症最精准的方式是腹腔镜手术。手术过程中，妇科医生会在患者的腹部切开一个小口，然后插入摄像头来探查所有可见的病灶。在手术探查过程中，医生还可能直接切除这些病灶。

不过，由于腹腔镜手术费用较高且会造成一定的创伤，因此通常只在患者出现明显症状（如慢性盆腔疼痛）时才会进行。有时，超声检查或磁共振成像检查也能发现子宫内膜异位症的病灶，但这些方法可能只能用于初筛，并不能用来确诊子宫内膜异位症。

更前沿的检测项目是 ReceptivaDX 检测，它检测的是一种名为"BCL6"的标志物。这种标志物可指示一种子宫内膜炎症，这种炎症大多数情况下是子宫内膜异位症引起的。BCL6似乎与子宫内膜对孕激素的抗性密切相关，这意味着它不仅能帮助我们确认子宫内膜异位症是否存在，还明确指出了子宫内膜异位症很可能是子宫内膜对胚胎的容受性下降的原因。

进行 ReceptivaDX 检测时，医生会采集子宫内膜样本进行活检。活检需要在月经周期中胚胎着床的时期进行，也就是排卵后大约 1 周的时间。随后，样本会由相关机构进行详细分析。

如果你的检测结果显示 BCL6 水平偏高，那么子宫内膜异位症很可能已经影响到了你的生育能力。研究表明，94% 的患有原因不明性不孕且 BCL6 水平偏高的女性患有子宫内膜异位症。而那剩下的 6% 患有原因不明性不孕的女性通常存在由输卵管堵塞或感染引起的炎症。

尽管检测 BCL6 水平是诊断子宫内膜异位症方面取得的显著进步，但它并非万能的，有时甚至可能漏诊严重的病例。有些女性在进行 ReceptivaDX 测试后得到了阴性结果，但随后因其他原因而进行腹腔镜检查时，意外发现患有广泛性子宫内膜异位症。因此，阴性结果并不能帮助你下结论，你如果存在慢性盆腔疼痛、在体外受精－胚胎移植中发现卵子异常等子宫内膜异位症的症状，千万不要因为一次阴性结果就停止寻求进一步的检查。

另外，目前并不推荐已知不孕原因的女性进行 ReceptivaDX 检测。该项目被普遍应用于因其他原因接受体外受精－胚胎移植的女性时，并没有显示出能提高成功率。该检测项目的主要价值在于帮助受原因不明性不孕或胚胎移植失败困扰的女性。

如果检测结果显示 BCL6 水平偏高，那么在不治疗子宫内膜异位症的情况下，下一次胚胎移植的成功率仅为 11%；但经过适当治疗，成功率将提升至 50%~60%。这正是该检测项目非常有用的原因：它不仅能识别出一个极其常见的问题，而且这个问题还有被解决的可能。

子宫内膜异位症的治疗方法

子宫内膜异位症的主要治疗方法有两种：手术切除异位病灶或使用荷尔蒙抑制药物。至于哪种方法更好，众说纷纭，而答案往往取决于你的年龄和病情的严重程度。总体而言，这两种方法在帮助胚胎着床和成功妊娠方面效果相似。

对自然受孕可能性较高的年轻女性，医生通常建议通过手术治疗子宫内膜异位症，因为这通常能解决问题。在这类女性中，超过一半的人在手术后的一两年内能自然受孕。

而对卵巢储备功能减退或子宫内膜异位症较严重的女性，一些医生会建议先使用一段时间的荷尔蒙抑制药物，然后直接进行体外受精－胚胎移植。这是因为通过手术切除异位病灶可能并不会在短期内提高体外受精－胚胎移植的成功率，有时甚至还会减少可采集的卵子数量。

在应对最棘手的情况时，有一种有效的策略，那就是先进行体外受精－胚胎移植，冷冻保存多个胚胎，然后再通过手术治疗子宫内膜异位症，从而为胚胎移植打造最佳环境。

如果你打算进行子宫内膜异位症手术，关键是要找对医生：医生最好是切除子宫内膜异位症病灶的手术专家。许多妇科医生会进行一种名为"消融术"的子宫内膜异位症手术，这种手术只是烧灼病灶表面，并不能清除病灶。这样一来，异常组织很可能再次生长，有时甚至比术前更具侵略性。与此相反，切除病灶的手术则致力于将每一块异常组织"连根拔起"，即使它可能已侵入其他组织和器官。从长期来看，这种手术效果更好，完全切除病灶后，子宫内膜异位症在数年内复发的可能性很小。由于切除病灶的手术需要更高超的技巧，因此只有少数子宫内膜异位症专家能够胜任。

生殖免疫学检测

免疫系统激活对胚胎着床和成功妊娠具有重大影响，尤其是在患子宫内膜炎的情况下，影响更显著。上文提到，轻度感染可能触发免疫反应，阻碍胚胎着床或增加流产风险。

但有些时候，即便没有受到感染，免疫系统也可能自行进入高度警戒状态。这种情况的发生事先可能毫无征兆，或者在免疫系统误将体内某些细胞成分视为外来入侵者时发生，这就是所谓的自身免疫。

在经历过多次流产或移植失败的女性中，有很大一部分存在异常的免疫激活现象，通常表现为产生针对正常细胞成分的抗体、自然杀伤细胞过度活跃、本应起调节作用的免疫抑制细胞数量不足。

对这类免疫问题的深入检测和治疗，通常是生殖免疫学专家负责的。虽然这类检测费用高昂，且预约等待时间可能较长，但在其他治疗方法都无效时，这类检测往往是扭转局面的关键所在。

你可能很难决定是否进行生殖免疫学检测。通常的规律是，你胚胎移植失败次数或流产次数越多，且已经排除了其他潜在原因，那么你从深入的生殖免疫学检测中获益的可能性就越大。

无论你是否打算咨询生殖免疫专家，还是已经预约了一位专家，你都可以要求目前的医生为你安排与某些免疫问题有关的血液检测。这些检测争议较小且易于诊断免疫问题，尤其是自身免疫抗体检测——这可能很有价值。

自身免疫抗体

抗体是由免疫细胞产生的，用来标记并清除外来入侵者。免疫系统偶尔会正常产生一些误将自身蛋白质识别为外来物质的抗体，但针对体内某一特定蛋白质产生大量抗体是不正常的，这种抗体被称为"自身免疫抗体"。

多达 1/3 存在原因不明性不孕、胚胎移植失败或习惯性流产的女性的自身免疫抗体检测结果为阳性。目前研究人员尚不清楚是这些抗体会直接影响胚胎的存活能力，还是携带自身免疫抗体的人更容易出现其他影响早期妊娠的免疫问题。无论如何，存在自身免疫抗体时，尝试接受免疫调节治疗可能是个不错的选择。

许多生殖免疫学检测结果需要专门的实验室和专家来解读，但抗体检测可以由常规的生殖科医生或妇产科医生来安排和解释，你也可以在线订购检测试剂。

以下四类抗体最值得你检测：

• 抗磷脂抗体；

• 抗甲状腺抗体；

• 抗核抗体；

• 乳糜泻抗体。

抗磷脂抗体

你的免疫系统错误地针对细胞膜中的脂肪成分（被称为"磷脂"）产生的抗体就是抗磷脂抗体。这类抗体有多种形式，但通常我们会检测以下三种特定的抗体：

• 抗心磷脂抗体；

• 抗 β2- 糖蛋白抗体；

• 抗磷脂酰丝氨酸抗体。

这些抗体会引起炎症，并使血液更容易凝结。出现炎症和凝血都会影响胎盘的形成，导致胚胎的血液供应减少，从而增加妊娠失败的风险。

抗磷脂抗体水平高是医生普遍认同的少数几个免疫问题之一，而且权威研究报告也指出，习惯性流产病例中，大约15% 的人抗磷脂抗体水平高。此外，这类抗体水平高在原因不明性不孕或胚胎移植失败的女性中更普遍。

如果抗磷脂抗体检测结果呈阳性，那么通过相应治疗就可以提高成功怀孕并顺利妊娠到足月的概率。治疗旨在同时解决炎症和凝血的问题，通常涉及以下药物的组合使用：

• 阿司匹林；

• 肝素或依诺肝素；

• 羟氯喹；

• 类固醇药物，比如泼尼松或地塞米松；

• 英脱利匹特（Intralipid，一种脂肪乳剂）或静脉注射用免疫球蛋白（IVIG）。

很多抗磷脂抗体检测结果呈阳性的患者还伴有其他免疫异常，比如免疫细胞水平偏高和炎症标志物增加。幸运的是，接受针对抗磷脂抗体的免疫治疗，同样也能在一定程度上改善这些免疫异常。

虽然免疫治疗的初衷是保护胎盘的着床和发育，但研究表明，抗磷脂抗体检测结果呈阳性的女性如果在取卵前至少 1 个月就开始接受免疫治疗，如服用泼尼松，还可能提高卵子质量和体外受精 – 胚胎移植中可存活胚胎的数量。

抗磷脂抗体和乳糜泻（一种由麸质诱发的自身免疫病）似乎存在某种关联。有研究报告称，一些人在严格遵循无麸质饮食后，抗磷脂抗体水平显著下降。一位 34 岁的女性就经历了这样的转变。她患有抗磷脂抗体综合征，并经历了 2 次流产。在被诊断出患有乳糜泻后，她开始遵循无麸质饮食，短短 6 个月内，原本偏高的抗体水平就降到了无法被检测出来的程度。

抗甲状腺抗体

抗甲状腺抗体是一类自身免疫抗体，它们会与甲状腺的一种或多种成分结合。抗甲状腺抗体一般包括以下几种：

• 甲状腺过氧化物酶抗体；

• 促甲状腺激素受体抗体；

• 甲状腺球蛋白抗体。

　　如果在进行常规的甲状腺检查时未检测这些抗体，那么在排查免疫问题时接受这些检测就很有必要了。抗甲状腺抗体与不孕、流产存在明确关联，即便在甲状腺激素水平正常的女性中也是如此。在体外受精–胚胎移植中，抗甲状腺抗体检测结果呈阳性的女性往往获卵数较少，卵子受精率较低，胚胎着床率也较低。

　　尽管出现这种关联的确切原因尚不明确，但越来越多的证据表明，抗甲状腺抗体不仅影响甲状腺，还可能产生更广泛的影响。最近的研究发现，甲状腺过氧化物酶抗体会与卵巢、子宫内膜和胎盘中的蛋白质结合。

　　如果抗甲状腺抗体直接引发了卵巢以及胚胎着床所需细胞中的免疫反应，或许就能解释为何这类抗体会损害卵巢功能，并增加反复妊娠丢失的风险。

　　另外，抗甲状腺抗体检测结果呈阳性的女性还可能伴随其他免疫异常，比如自然杀伤细胞水平上升。因此，抗甲状腺抗体的存在是免疫系统可能存在功能失调问题的重要线索，进行进一步的免疫检测可能很有帮助。

　　使用免疫抑制类固醇药物（如泼尼松或泼尼松龙），已被证实能显著提高甲状腺自身免疫病患者的怀孕概率。在接受体外受精–胚胎移植前使用这类药物，可提高卵子的数量和质量，同时增加胚胎着床的概率。然而，在胚胎移植当天才开始使用泼尼松似乎效果不佳，这可能是因为移植前人体需要更多时间来调节免疫系统。

针对甲状腺自身免疫病患者的免疫治疗能否降低流产风险目前尚不明确。如果甲状腺自身免疫病是你存在的唯一的免疫障碍，并且你的甲状腺激素水平一直保持在最佳范围内，那么你成功妊娠的机会仍然很大，即使你没有接受过任何免疫治疗。但是，如果你经历了流产，那么咨询生殖免疫学专家以寻求更全面的治疗方案可能是一个明智的选择。

无论是否选择接受免疫治疗，你都可以了解其他一些可以帮助你降低抗甲状腺抗体水平的策略。这包括纠正脱氢表雄酮、维生素 D 和维生素 B_{12}（抗甲状腺抗体水平与这些营养物质有关）的缺乏。补充硒元素也有助于降低抗体水平，并增加具有免疫调节作用的 T 细胞的数量。

在饮食方面做出改变同样能对甲状腺自身免疫状况产生显著影响。其中，影响最大的改变就是避免摄入麸质。如果你愿意进一步对饮食进行调整，那么可以尝试遵循原始饮食。研究表明，遵循原始饮食（如 AIP 饮食）能改善甲状腺自身免疫状况，对缓解去除过敏原后仍存在的症状尤其有效。

另外，你可以检测可能引起过敏的食物。虽然这类检测的准确性存在争议，但一项研究发现，通过血液检测查出食物过敏原并避免吃该食物，有助于降低抗甲状腺抗体水平。在该项研究中，最常见的过敏食物是小麦、鸡蛋、乳制品、酵母、玉米和花生。这些食物经常触发免疫反应，这可能就是为什么许多人在遵循 AIP 饮食后发现自己的病情明显改善了——AIP 饮食暂时排除了谷物、乳制品、坚果等常见的食物过敏原。

此外，越来越多的证据表明，消化系统中的微生物群能够影响自身免疫。要恢复消化系统生态和免疫系统平衡，最有效的方法之一就是减少谷物、加工食品和糖的食用量。

关于如何通过饮食来影响免疫活动的详细介绍，请参见第16章。

抗核抗体

顾名思义，抗核抗体会与细胞核内的分子结合。这些抗体在不孕和反复妊娠丢失的女性中更常见：在经历过多次流产的女性中，多达25%的人抗核抗体水平升高；而在普通人群中，这一比例不足10%。但存在这些抗体是否意味着需要进行免疫治疗尚不明确。

至于抗核抗体是否真正增加了流产风险，以及类固醇是否有助于预防进一步的流产，现有数据存在争议。但如果问题是如何提高受孕概率，那证据就更加明确：研究表明，在接受体外受精－胚胎移植前抗核抗体检测结果呈阳性的女性，在接受类固醇治疗后，体外受精－胚胎移植的成功率会有所提高。

具体来说，研究发现，抗核抗体检测结果呈阳性的女性如果在接受体外受精－胚胎移植前3个月同时使用泼尼松和阿司匹林，就可以显著提高卵子受精率和胚胎着床率。另一项研究发现，在进行冻胚移植前同时使用泼尼松和羟氯喹，可以大幅度提升移植成功率。

抗核抗体水平非常高时，治疗效果可能更显著。通常而言，抗核抗体滴度超过1∶40被认为是偏高的，但一些研究人员认为这一水平可能并不足以说明问题，当抗核抗体滴度超过 1 ：80 时可能更有意义。

乳糜泻抗体

乳糜泻是一种自身免疫病，患者摄入麸质会引发免疫系统攻击自身组织。乳糜泻与不孕的关联尚存争议，但大量证据显示，它至少会增加流产风险。

你可以检测许多不同的乳糜泻抗体，但 IgA 型抗组织转谷氨酰胺酶抗体的检测结果似乎最具参考价值。在德国，官方指南建议女性在反复妊娠丢失后检测 IgA 型抗组织转谷氨酰胺酶抗体，但其他国家尚未将这一做法作为实践标准。如果你存在原因不明性不孕或有胚胎移植失败史，那么检测 IgA 型抗组织转谷氨酰胺酶抗体值得一试。但与其他已知问题相比，原因出在乳糜泻的可能性较小。

如果你的乳糜泻抗体检测结果呈阳性，那么严格遵循无麸质饮食可以迅速遏制自身免疫反应，从而大大提高你健康怀孕的概率。

细胞免疫检测

一旦涉及自身免疫抗体之外的问题，免疫问题的检测和治疗就变得更复杂和充满争议，尤其是当需要检测某些免疫细胞（如自然杀伤细胞）的数量和活性时。接下来，我将简单介绍生殖免疫学家可能关注的一些常见问题以及治疗方案，但这仅仅是冰山一角。

第四部分　其他问题的解决方案

医生通常推荐反复妊娠丢失或晚期妊娠失败的患者进行深度生殖免疫学检测，但如果你面临原因不明性不孕、胚胎着床失败，或者自身免疫抗体检测结果呈阳性，那么进行这种检测也是值得考虑的。因为自身免疫抗体的存在往往伴随着免疫系统其他部分的失衡。

以下是深度生殖学检测涉及的细胞种类。你如果现阶段不打算进行深度生殖免疫学检测，就可以直接跳到下一节，了解荷尔蒙和凝血方面的问题。

自然杀伤细胞是免疫系统的重要成员，它们能执行多种任务，比如消灭癌细胞和被病毒感染的细胞。子宫中有一种特殊的自然杀伤细胞，它们对胎盘的正常发育和新生血管的形成至关重要。

有研究指出，反复妊娠丢失或胚胎着床困难可能与自然杀伤细胞数量过多或过少有关，但这一观点尚未得到广泛认可。

检测自然杀伤细胞的活性有多种方法。血液检测可以测定自然杀伤细胞的数量以及它们消灭其他细胞的能力。此外，通过子宫活检可以直接观察子宫中自然杀伤细胞的数量和活性。

辅助性 T 细胞是免疫系统中的"指挥官"，它们调控着包括自然杀伤细胞在内的其他免疫细胞的活性。例如，Th1 细胞和 Th17 细胞会释放促炎因子，让免疫系统进入高度戒备状态；而另一些细胞，例如 Th2 细胞，则通过释放抗炎因子来让免疫系统放松下来。研究表明，经常流产或多次胚胎移植失败的女性往往体内 Th1 细胞或 Th17 细胞的比例较高，这可能导致炎症和过度的免疫反应。

调节性 T 细胞则是免疫系统的"和事佬",它们会帮助调控其他免疫细胞的活动,让免疫系统保持平衡并减轻炎症。如果调节性 T 细胞数量不足,免疫系统就可能难以达到维持早期妊娠所需的耐受状态。

细胞因子是一种免疫信号分子,主要由免疫细胞产生,旨在调控其他细胞,进而调整免疫反应的强弱。细胞因子包括肿瘤坏死因子、一类名为白细胞介素的分子,以及干扰素。有些生殖免疫学家会通过血液检测来测量它们以及其他免疫信号分子的水平,从而评估免疫系统的活性。

肿瘤坏死因子水平如果偏高,就意味着免疫系统处于较为亢进、发炎的状态。能够阻断肿瘤坏死因子的药物在治疗类风湿关节炎等自身免疫病时扮演了重要角色,但它们在生育领域的效用尚不明确,有些人认为,使用这类药物可能过度抑制免疫系统,进而影响胚胎着床。

白细胞介素有各自的编号,比如白细胞介素 –1、白细胞介素 –2。这些白细胞介素的功能各不相同,有的加重炎症,有的则抑制炎症。例如,白细胞介素 –10 就像免疫系统的"安抚剂",帮助免疫系统保持平静。

不同的免疫细胞会产生不同的免疫信号分子,这些分子就像免疫系统中各个分支之间的"传话筒",传递着免疫平衡的信息。Th1 型细胞因子和 Th2 型细胞因子的比例就像一个"天平",反映出免疫系统中促炎性的 Th1 细胞和抗炎性的 Th2 细胞的平衡状态。具体来说，肿瘤坏死因子和干扰素的水平在一定程度上可反映 Th1 细胞的活性，检测白细胞介素有助于评估 Th2 细胞的活性。

生殖免疫疗法

如果检测结果显示你的反复妊娠丢失或胚胎移植失败与免疫异常相关，那么生殖免疫学家会尝试通过一套联合用药方案来调控你体内的免疫活动，以抑制过度活跃的免疫系统。不论是自然杀伤细胞活性过高还是 T 细胞失衡，生殖免疫学家都常采用类似的联合用药方案。这些联合用药方案也用于解决胚胎着床失败和反复妊娠丢失的问题。其中，最常见的治疗药物包括以下几种：

- 类固醇药物，比如泼尼松；
- 阿司匹林；
- 英脱利匹特或静脉注射用免疫球蛋白；
- 肝素或依诺肝素（如果存在凝血问题）。

对有多次胚胎移植失败史的女性而言，仅使用英脱利匹特就可能增加受孕概率和活产率。然而，有研究指出，联合用药的效果更佳。举个例子，美国生殖免疫学家乔安妮·郭－金博士团队进行的一项研究发现，多次流产和有多次胚胎移植失败史的女性采用静脉注射用免疫球蛋白、泼尼松、阿司匹林和肝素的联合治疗方案后的活产率高达 40%，而未接受任何治疗的女性活产率仅为 2%。

然而，服用免疫抑制药物有时并不能满足治疗需求。医生此时会采用更先进的治疗方法。研究表明，最有效的治疗方法包括以下几种：

- 宫腔灌注外周血单核细胞；
- 宫腔灌注富血小板血浆；
- 使用优保津（Neupogen，一种白细胞生长因子）。

宫腔灌注外周血单核细胞是通过抽取患者血液样本，分离出特定的免疫细胞（主要是单核细胞），再将它们注入宫腔。这种疗法可通过增加调节性 T 细胞的数量来发挥作用，在治疗胚胎着床失败和习惯性流产中有积极的效果。

宫腔灌注富血小板血浆则是一种将患者自身血液中富含生长因子和其他有助于子宫内膜愈合的成分进行浓缩，并直接注入宫腔的疗法。这种疗法对胚胎移植失败、患有慢性子宫内膜炎或子宫腔粘连综合征以及子宫内膜薄的患者而言可能特别有效。

优保津是一种模拟人体自然产生的生长因子——粒细胞集落刺激因子的人工合成药物。它通常用于化疗后帮助免疫系统恢复正常，但在非标准用途中也被用于治疗胚胎着床失败和习惯性流产。优保津可能通过促进子宫内膜的发育和增加调节性 T 细胞的数量来发挥作用。

维生素 D 水平与免疫力

在治疗潜在的免疫问题时，检测维生素 D 水平并根据需要调整营养素补充剂剂量是极为重要的一步。维生素 D 在调节免疫系统时扮演着不可或缺的角色，因此确保体内有充足的维生素 D 至关重要。

具体来说，维生素 D 能够降低自身免疫抗体的产生，并有助于恢复免疫细胞的平衡，包括增强自然杀伤细胞的活性和促进调节性 T 细胞的生长。

对反复流产的女性而言，研究发现，维生素 D 水平较低的女性出现自身免疫抗体（如抗磷脂抗体和抗甲状腺抗体）异常的概率几乎是维生素 D 水平正常女性的 2 倍。该研究还发现，维生素 D 水平低也与自然杀伤细胞数量的增多以及杀伤活性增强存在关联。更令人振奋的是，有研究指出，仅补充 3 周维生素 D 就能有效降低自然杀伤细胞的活性。

自身免疫病或炎症性疾病患者通常需要更高的维生素 D 剂量来调控免疫系统，通常每天至少需要 5 000 IU。

荷尔蒙与凝血问题

现在我们跳出免疫学框架，开始讨论荷尔蒙和凝血问题。这些问题可能对反复流产甚至不孕产生关键影响，但许多医生通常只在患者经历三次或更多次流产后才建议患者进行相关的检测。其实，患者在一次妊娠失败后或面对原因不明性不孕时主动提出进行检测更明智。患者的顾虑可能是费用过高和检测过程麻烦。

第 3 章和第 4 章已经讨论了一些增加流产风险并影响生育能力的荷尔蒙和凝血问题，包括甲状腺功能减退、维生素 D 缺乏、维生素 B_{12} 缺乏和黄体酮缺乏。

除了对这些问题进行基础检测，进一步的血液检测还可能揭示荷尔蒙失调或凝血倾向升高的情况。额外的检测项目包括以下几种：

- 空腹胰岛素水平检测；
- 凝血因子 V 莱顿突变和凝血酶原基因突变检测；
- *MTHFR* 基因检测；
- 催乳素水平检测；
- 空腹胰岛素水平检测。

多年来，葡萄糖代谢、胰岛素水平偏高与反复流产的潜在关联一直备受关注。在有多次流产史的女性中，空腹胰岛素水平偏高和胰岛素抵抗（细胞对胰岛素从血液中吸收葡萄糖的指令反应迟钝）更常见。

哥伦比亚大学医学中心生殖内分泌科主任泽夫·威廉斯博士表示："我们早就知道存在胰岛素抵抗的女性怀孕失败的概率更高，但原因一直是个谜。"现在，威廉斯博士的研究为我们提供了一个有依据的解释，他发现体内过量的胰岛素能直接损害胎盘。威廉斯博士指出："妊娠早期的胎盘细胞对高水平的胰岛素特别敏感。"

过去，许多医生通过检测空腹血糖水平来排除反复流产的女性患糖尿病的风险，但如果问题出在胰岛素，那么仅仅检测血糖水平是远远不够的。因为即使血糖水平正常，胰岛素水平高也可能成为问题。

你如果被检测出空腹胰岛素水平偏高，那么遵循第13章所述的低碳水饮食以及其他补充营养素策略将大大有助于调节血糖和胰岛素的水平。补充肌醇能显著提升胰岛素敏感性——这也是肌醇常用于治疗多囊卵巢综合征和妊娠糖尿病的主要原因。二甲双胍是另一种选择，它也被广泛用于治疗多囊卵巢综合征、胰岛素抵抗和妊娠糖尿病。威廉斯博士的研究发现，二甲双胍能够保护胎盘细胞免受胰岛素的不良影响。当然，遵循生酮饮食和间歇性断食也可以显著提升胰岛素敏感性，但它们也存在一些潜在的风险，具体参见第16章的内容。

遗传性凝血功能障碍检测

人体内有多种基因影响着凝血倾向。其中某些基因的特定变异，比如凝血因子 V 莱顿突变和凝血酶原基因突变会使血液更容易凝结，这可能减少胎盘的血流供应，从而增加流产风险。

在大多数国家，官方指导通常认为流产并不足以成为检测遗传性凝血功能障碍的理由。然而，许多生殖免疫学家持有不同看法，他们认为经历过多次流产的女性应该接受相关筛查。

如果检测结果显示你存在较高的凝血倾向，通常的治疗方案是联合使用低剂量阿司匹林与抗凝药物，比如肝素或依诺肝素。研究表明，对有遗传性凝血功能障碍的女性而言，这种治疗方法可以显著提高怀孕到足月的概率。

MTHFR 基因检测

MTHFR 基因在将叶酸转化为其活性形式——甲基叶酸的过程中发挥着关键作用。尽管这一观点存在争议，但研究发现，发生 *MTHFR* 基因特定变异的女性流产风险似乎更高。这可能是因为甲基叶酸缺乏会导致同型半胱氨酸堆积，从而增加凝血风险，进而可能减少进入胎盘的血流供应。此外，甲基叶酸缺乏还可能损害卵子和精子的 DNA，因此，这个问题对女性和男性同样重要。

MTHFR 基因存在多个基因位点，它们的活性各不相同。*C677T* 基因位点突变会导致 MTHFR 酶活性大大降低，而 *A1298C* 基因位点突变对 MTHFR 酶活性的影响相对较小。*C677T* 基因位点发生纯合突变时，MTHFR 酶的活性最小，人体处理叶酸的能力会大大减弱；仅发生 *A1298C* 基因杂合突变，或许不会产生太大影响。

为了绕过叶酸转化不良的问题，你可以考虑服用含有甲基叶酸的复合维生素片。如果你正在补充甲基叶酸，那么进行这项基因检测可能就不是那么重要了。*MTHFR* 基因检测的主要价值在于，它能帮助你确定是否有必要采取额外措施（如更严格地遵循地中海饮食，并确保摄入足够多的维生素 B_{12}）来降低同型半胱氨酸水平。此外，也有专家建议，叶酸代谢受损的人应尽量避免吃添加了合成叶酸的加工食品，尽管目前尚无确凿证据表明少量摄入合成叶酸会引起健康问题。

催乳素水平检测

催乳素是一种在孕期和哺乳期产生的荷尔蒙，它的主要作用是调控其他荷尔蒙的水平并促进乳汁分泌。非孕期和非哺乳期的女性催乳素水平通常较低。然而，在患某些疾病（如甲状腺功能减退）的情况下，催乳素水平可能升高。催乳素水平一旦异常升高，就可能干扰子宫内膜的正常发育，导致胚胎着床的窗口期缩短，进而增加流产风险。通过药物降低催乳素水平后，流产风险会有所降低。

在美国，催乳素检测是流产后的女性进行的常规血液检测项目之一。但在其他国家，只有月经周期异常或有其他荷尔蒙水平异常的女性才可能被推荐进行这项检测，因为当其他荷尔蒙水平正常时，催乳素水平异常波动很少是流产或不孕的原因。

子宫问题与子宫腔粘连综合征

如果你患有原因不明性不孕或有反复妊娠丢失的经历，那么医生通常会采用盐水超声或 X 线造影等检查方法来判断你的子宫是否存在问题。这些问题可能包括子宫形状异常或有子宫肌瘤，一般比较容易发现，且可通过手术解决。更棘手且难以诊断的问题是由子宫腔粘连综合征引起的瘢痕子宫。

子宫腔粘连综合征通常发生在医疗操作损伤子宫内膜基底层细胞时，可能导致瘢痕组织的形成。这些瘢痕组织会使子宫腔的前壁和后壁粘连在一起，从而妨碍怀孕或导致流产。

子宫腔粘连综合征最常见于刮宫术后，该手术常用于移除流产或妊娠终止后的残留组织，或者在分娩后清除残留的胎盘。由于孕期子宫处于较为脆弱的状态，刮宫术在清除子宫腔内组织时，有时会损伤更深层的细胞，进而产生瘢痕组织。此外，产后大出血、受到感染或进行肌瘤切除手术等其他对子宫造成创伤的事件，也可能导致子宫腔粘连综合征。

子宫腔粘连综合征虽然整体看来较为罕见，但在受不孕或反复流产困扰的女性群体中发病率相当高。多次接受刮宫术的女性患子宫腔粘连综合征的风险尤其高。研究表明，做过 3 次或更多次此类手术的女性，子宫腔粘连综合征的患病率在 30% 以上。即便是产后只刮宫一次的女性，也有约 20% 的概率患上此病。

子宫腔粘连综合征的主要症状通常表现为月经量明显减少甚至闭经，同时伴随子宫内膜显著变薄。这是子宫基底层细胞受损后，无法按月经周期再生所致。值得注意的是，并非所有患者都会表现出这些症状，超过半数的子宫腔粘连综合征患者月经周期仍可能保持正常。

遗憾的是，有些医生只有在女性停经时才会想到她可能患有子宫腔粘连综合征，这使得许多女性因瘢痕子宫未被诊断而白白接受了昂贵而无果的体外受精 – 胚胎移植。"这真的让人非常沮丧。"澳大利亚的子宫腔粘连综合征专家万卡丽教授说。

如果你患有原因不明性不孕或遭受了反复妊娠丢失，并且曾经接受过刮宫术等子宫手术，或者有产后并发症，那么你需要坚持寻找愿意倾听你心声并为你安排必要的、诊断性的检查的医生。是否患有子宫腔粘连综合征这个问题的答案值得你去深入探索。

子宫腔粘连综合征有时可以通过盐水超声或子宫 X 线造影被观察到，但有大约 1/4 的概率会漏检。最准确的诊断方法是宫腔镜检查——医生通过宫颈插入一根带有摄像头的细管来观察子宫腔。如果发现瘢痕组织，医生可以使用小型器械进行切割，以解除粘连。治疗目标是尽可能清除瘢痕组织，让原本粘连在一起的子宫壁分离。

虽然解除粘连通常足以恢复生育能力，避免再次流产，但在某些情况下，患者还需要接受其他治疗来帮助子宫内膜再生。这可能包括使用雌激素等药物或更前沿的治疗手段，比如注射干细胞、优保津或灌注富血小板血浆等。

关于子宫内膜容受性检测结果的解读

子宫内膜容受性检测的逻辑其实很有吸引力：通过评估子宫内膜在何时最具容受性，来确定特定个体的最佳胚胎移植时间。具体操作是，患者先按照胚胎移植前的准备流程服用孕激素药物数天，然后在计划进行胚胎移植的当天，由医生对子宫内膜进行活检。之后，实验室会评估那一天子宫内膜所处的阶段，以确定是否适合进行胚胎移植，或者是否需要提前或推后移植。

　　然而，遗憾的是，这一检测的效果并不尽如人意。最新研究表明，进行子宫内膜容受性检测并根据结果调整胚胎移植时间，并不会提高移植成功率。尽管该检测在某些特殊情况下可能有一定的帮助，但相比之下，进行其他类型的子宫内膜检测，比如检测隐性感染或子宫内膜异位症，可能更有价值。

父母遗传基因检测

　　在植入困难和反复流产方面，父母的遗传基因问题，比如染色体易位和人类白细胞抗原配型问题，是重要的影响因素。上文提到过，胚胎染色体异常往往会导致着床失败和流产。染色体异常大多是卵子或精子发育过程中随机产生的错误，而非代代相传、存在于父母自身细胞中的遗传问题。然而，在极少数情况下，来自父母一方或双方的遗传问题确实会减弱胚胎的存活能力。因此，针对特定遗传问题进行检测，比如染色体易位和人类白细胞抗原类型相容性过高，对父母双方而言可能很有帮助。

染色体易位

　　染色体易位指单个染色体的 DNA 排列出现异常。比如，在胚胎早期发育阶段，一条染色体的一部分可能断裂并"粘"到了另一条染色体上，或者两条染色体的部分片段互相"交换"了位置。这种被称为"平衡易位"的异常，对携带者本人并不会造成什么影响，因为所有的遗传信息都还在——只是部分信息的位置发生了变化。

但问题会在携带者的卵子或精子形成过程中染色体分离时显现出来。精子可能含有一条缺失了部分片段的染色体，却没能获得另一条有着相应补充片段的染色体。这样一来，这个精子就缺少了部分遗传信息，由它形成的胚胎可能无法成功着床，也可能导致流产。

针对这类遗传问题的检测被称为"父母染色体核型分析"。尽管染色体易位的情况并不多见，但对患有原因不明性不孕或习惯性流产的夫妻而言，这项检测还是需要的。研究发现，在移植失败或有流产史的夫妻中，染色体易位的发生率不到5%。

一旦发现自己存在染色体易位，就需要耐心等待，直到生殖中心幸运地培育出一个没有错误遗传信息的胚胎。夫妻也可以选择自然受孕，但这意味着要承担更高的流产风险。进行体外受精 – 胚胎移植的夫妻可以进行特殊形式的胚胎植入前遗传学检测，即植入前胚胎染色体结构重排检测（Preimplantation Genetic Testing For Chromosomal Structural Rearrangement，PGT–SR）。这种检测可以查出胚胎是否携带由染色体易位引起的遗传错误。在以上两种检测间做选择时，往往需要考虑个人的情感和经济承受能力——权衡频繁流产带来的身心压力与体外受精 – 胚胎移植的高昂费用。

人类白细胞抗原类型相容性过高

一些专家认为，父母的某些遗传标志物如果高度相似，就可能影响胚胎移植成功率以及能否维持健康妊娠过程。

在器官移植中，我们追求的是找到一个组织匹配的捐献者，"组织匹配"即细胞表面的某些分子要相同。这些分子就是人类白细胞抗原。这些抗原是细胞表面的蛋白质，免疫系统依靠它们来辨别细胞是属于自身的还是外来的，抑或是异常的、需要被清除的。简单来说，人类白细胞抗原就像细胞的"指纹"，而胚胎细胞的表面则展示着来自母亲和父亲的人类白细胞抗原组合。

人们可能认为，与母亲人类白细胞抗原类型差异过大的胚胎，可能被母亲的免疫系统排斥，就像排斥不匹配的器官那样。但实际上，母亲的免疫系统对受孕的准备和反应比人们想象的更复杂。

这一领域的证据较少且争议颇多。有一种理论认为，当胚胎的人类白细胞抗原类型与母亲的不同时，它会被识别为胚胎，而免疫系统会对这样的胚胎更宽容。然而，胚胎如果与母亲自身的细胞过于相似，免疫系统就可能不把它当作胚胎，而把它当作母亲自身发生癌变或被病毒感染的细胞，从而攻击和消灭它。

按照这种理论，人类白细胞抗原类型相容性过高的父母在受孕上可能面临更多挑战，母亲也更容易流产，因为胚胎与母亲身体的细胞相似度过高。然而，支持这一观点的证据并不多，一些研究甚至并没有发现两者存在关联。

如果你决定进行该项检测，最好先咨询生殖免疫专家，因为解读结果可能比较复杂。例如，有研究表明，父母即使不存在人类白细胞抗原相容性过高的情况，而存在某些特殊类型的人类白细胞抗原（如 *DQ-α*），也可能增加流产风险。这可能与相关基因在自身免疫中的作用有关，因此一些医生可能建议夫妇同时接受免疫治疗。

行动方案

患有原因不明性不孕，或者多次经历胚胎移植失败、流产的背后可能隐藏着比卵子或精子质量差更复杂的问题。子宫内膜环境、免疫系统、荷尔蒙水平、凝血功能、遗传因素等都可能影响胚胎着床，或者增加流产风险。幸运的是，许多问题都可以得到有效解决，因此，进行相关检测往往非常有必要。检测项目通常包括以下几种：

•子宫内膜活检——检查是否患有慢性子宫内膜炎，微生物组检测（如 EMMA/ALICE 检测）——筛查是否存在导致子宫内膜感染的菌群；

•ReceptivaDX 检测，检查是否患有子宫内膜异位症；

•抗磷脂抗体、抗核抗体、抗甲状腺抗体和乳糜泻抗体检测；

•高级生殖免疫学检测（进行测试前请咨询生殖免疫

学家）；

•空腹胰岛素水平、遗传性凝血功能障碍、*MTHFR* 基因和催乳素水平检测；

•宫腔镜检查，检查是否患有子宫腔粘连综合征（特别是如果你曾经接受过刮宫术）；

•父母双方的基因筛查，检查是否存在染色体易位和人类白细胞抗原类型相容性过高。

在医疗实践跟上科研进展之前，你可能需要坚持不懈才能找到熟悉相关检测项目和治疗这些疾病的医生。其中，针对慢性子宫内膜炎、子宫内膜异位症、抗磷脂抗体综合征和胰岛素抵抗的检测尤为重要，因为这些病症十分普遍，而有效的治疗能够带来显著改善。

第 **16** 章

卵巢储备功能减退的解决方案

生活的诀窍在于学会如何应对它。

——海伦·米伦

之前的章节已经详细介绍了一些有明确证据支持的改善卵巢功能的方法。大多数情况下，这些方法已经够用了。但你如果面临卵子质量极差或卵巢储备功能极弱的问题，就可能需要更多的帮助。

本章将为你介绍一些可以参考的备选方案，尤其适用于40岁左右正在备孕的女性、存在卵巢早衰或抗米勒管激素水平极低、在体外受精－胚胎移植中获卵数极少或没有可取卵子的女性。

如果你面临更大的挑战，比如早发性卵巢功能不全或卵巢早衰，那么尽管采取本章中的某些策略可能增加成功受孕的概率，但你整体的自然受孕概率仍然极低。同样，如果你已经年近 50 岁或 50 岁以上，那么你即便用尽所有方法，成功的机会仍然渺茫。然而，有时候奇迹确实会发生，本章会为你提供所有值得参考的策略。

本章主要聚焦于减少卵巢功能不佳的潜在原因，比如氧化损伤、炎症和自身免疫病。我们将探讨诸如生酮饮食、间歇性禁食、富血小板血浆疗法、红光疗法、服用其他营养素补充剂等策略。这些策略带有一定的不确定性，且尚未得到与前面章节中所提及的同等程度的证据支持。但是，你如果受孕的成功率极低，又希望在放弃受孕之前尝试所有可能的方法，那么这些策略或许值得一试。

卵巢储备功能减退并非枯竭

近年来，关于提升卵巢储备功能的研究层出不穷。然而，这一领域的进展饱受质疑，因为从逻辑上讲，如果问题真的出在卵子数量有限上，那么似乎没有办法可以改善这种情况。

但事实是，出现卵巢储备功能减退的迹象，比如抗米勒管激素水平低、超声检查中可见的卵泡数量少，并不意味着体内的卵子已经所剩无几——即使是处于更年期的女性，体内仍然有上千个卵泡。

实际上，问题可能出在卵子在早期发育阶段的募集或存活能力上。也就是说，尽管你体内可能还有数千个卵子，但你可能缺乏激活休眠卵泡所需的荷尔蒙和生长因子。另一种可能是，尽管不断有卵泡从休眠状态被募集，开始发育为成熟卵子，但这些卵泡可能由于年龄增长、高血糖、自身免疫问题或其他引发炎症的因素而提前死亡。

卵子拥有发现这些损伤的复杂功能。未成熟的卵子一旦察觉到自身存在缺陷，就会迅速消亡。在卵巢的卵泡液中，环境越恶劣，就会有越多的卵子在发育到合成抗米勒管激素阶段或增大到足以在超声检查中可见之前消亡。重要的是，抗米勒管激素水平和卵巢中的卵泡计数不仅仅代表体内剩余卵子的数量，还反映了卵泡在早期发育阶段的存活率。

那么，如何提高卵子存活率呢？首先，我们需要尽早实施上文提到的方案。尽管卵子大部分的发育活动都集中在排卵前的最后3~4个月，但卵子初始发育阶段其实开始得更早。休眠卵泡从卵泡池中被募集出来，到它发育成熟并准备好排卵，总共需要大约10个月的时间。

如果你卵巢中的卵泡因为年龄增长、炎症加重或胰岛素抵抗等问题而累积了很多损伤，那么你可能需要在卵子发育的10个月时间里，持续采取上文提到的保护措施。考虑到改善饮食和服用营养素补充剂的效果需要数周甚至数月的时间才能在细胞层面显现出来，以及卵子在10个月的发育过程中都可

能需要支持，因此，上文方案最大限度地发挥作用可能需要 1
年的时间。

在这段时间里，最有效的营养素可能是辅酶 Q_{10}、叶酸、
维生素 B_{12}、抗氧化剂、脱氢表雄酮和褪黑素。它们对改善线
粒体功能、减轻氧化损伤、缓解炎症，以及（对脱氢表雄酮
而言）为早期卵子发育提供必要荷尔蒙原料等方面有着重要
影响。

前沿研究表明，一种随年龄增长而自然加重的特殊炎症也
可能在卵巢衰老中扮演关键角色。全身细胞在一生中不断累积
受损分子，会激活一种名为"炎症小体"的蛋白质结构，进而
导致卵细胞死亡。

补充褪黑素可能是抑制这种特殊炎症的最佳手段之一。因
此，如果你的卵巢储备功能很弱，而你打算自然受孕，那么我
建议你长期低剂量补充褪黑素，正如第 7 章所述。这与在生育
领域使用褪黑素的传统方式有所不同，传统做法通常是在体外
受精－胚胎移植前 1 个月内高剂量补充褪黑素。

在整个卵子发育过程中坚持碳水化合物含量低的地中海饮
食，也能减轻导致早期卵泡凋亡的炎症和氧化应激。这种饮食
模式的关键在于尽量减少血糖水平和胰岛素水平的急剧波动，
这些波动会长期降低卵子质量。

然而，上文所介绍的方案有时可能并不足以应对所有情
况。如果你已经步入 40 岁，或者存在其他导致卵巢过早衰老
的潜在因素，那么卵巢可能已经遭受了过多的损伤，会继续表

现出卵巢功能低下的迹象。本章将介绍你在需要更多帮助的情况下可以参考的其他策略，包括以下几种：

- 对抗自身免疫和炎症；
- 遵循生酮饮食与间歇性禁食；
- 卵巢注射富血小板血浆；
- 接受红光疗法；
- 补充改善卵巢储备减退的其他营养素（重组人生长激素、吡咯并喹啉醌、阿萨伊果、白藜芦醇、烟酰胺腺嘌呤二核苷酸前体物质）。

对抗自身免疫和炎症

如果你的卵巢功能与你的年龄不对应，一个可能的原因就是你体内存在过度的免疫反应或炎症，最严重的情况就是早发性卵巢功能不全。早发性卵巢功能不全可能带有遗传因素，但大部分患有早发性卵巢功能不全的女性体内都存在针对甲状腺、肾上腺、卵巢或荷尔蒙受体的自身免疫抗体。如果能有效抑制免疫系统的过度反应，卵巢功能就可能得到改善。

卵巢功能障碍较轻的症状往往也是由类似的免疫问题诱发的。举例而言，研究发现，拥有抗甲状腺抗体或其他自身免疫抗体的女性更可能出现卵巢储备功能减退，在体外受精 - 胚胎移植周期中获卵数减少。正如第 15 章所述，在体外受精 - 胚胎移植前几个月内使用抑制免疫的类固醇药物（如泼尼松），可能有助于增加卵子的数量并提高卵子质量。如果你缺乏脱氢表雄酮，适当补充也是有益的。

如果你存在系统性炎症的症状，比如频繁头痛、存在皮肤问题、容易疲劳、肌肉和关节经常疼痛，那么从整体上调节免疫系统的方法同样值得尝试。其中，一种非常有效的做法就是遵循抗炎饮食，这种饮食模式有助于维护肠道健康并重新平衡肠道菌群。

近期众多研究表明，肠道菌群对全身炎症具有显著影响，这种影响很可能波及卵巢功能。通过调整饮食，比如避免摄入精制碳水化合物，增加蔬菜、瘦肉蛋白和抗炎脂肪的食用量，我们就可以显著改变肠道菌群的构成。这种饮食上的转变能迅速减轻全身的炎症反应。此外，补充益生菌、ω-3 脂肪酸和高剂量维生素 D 也能提供辅助作用。更先进的做法包括进行肠道菌群检测和治疗致病微生物过度生长，这些话题在我专注于自身免疫和菌群的《核心基石》一书中有更详细的阐述。

最后，一些专家还提出，霉菌暴露可能是年轻女性卵巢功能不佳的相关免疫因素之一。尽管关于这一点的研究还很少，但如果你担心家中存在霉菌，那么这确实是一个值得你排查的因素。

遵循生酮饮食与间歇性禁食

虽然遵循碳水化合物含量低的地中海饮食对改善卵巢功能

大有裨益，但有些人认为，若进一步减少碳水化合物的摄入量，应转向生酮饮食，后者可能发挥出更大的益处。

当碳水化合物每天的摄入量低于20 g时，身体获取能量的方式会从主要依赖燃烧葡萄糖转变为主要依赖燃烧脂肪，这种状态被称为"酮症"。生酮饮食能改善卵巢功能是有依据的，比如生酮饮食可以减轻炎症、增强线粒体功能，并激活名为"乙酰化酶"的长寿酶。

最新的研究已经证实，多囊卵巢综合征患者遵循生酮饮食可显著提高受孕概率。然而，有关生酮饮食对非多囊卵巢综合征患者的影响的研究还相对较少。

当然，我们需要权衡生酮饮食可能带来的好处与潜在风险（如引起荷尔蒙失衡等问题）。美国CNY生殖中心的创始人罗伯特·基尔茨博士坚信，遵循生酮饮食对生育是有益的，因为他亲眼见证了无数患者因此成功怀孕。基尔茨博士分享道："大约10年前，我在诊所中观察到了一个令人震惊的现象。多年来一直努力受孕未果的患者，在自行改变饮食习惯，减少碳水化合物和糖分的摄入量后，竟然奇迹般地怀孕了。"基尔茨博士指出，对这一现象最合理的解释是生酮饮食减轻了炎症。他表示："我治疗的大部分案例表明，不孕属于一种炎症性疾病。"他进一步阐述："作为生殖科医生，我的观察让我深信，肠道中持续发酵的糖分和不断生长的有害菌会导致炎症蔓延至下腹部的所有组织和器官，包括输卵管、卵巢和子宫……"生酮饮食可以消除那些会被不良肠道微生物发酵的碳水化合物，从而缓解这种炎症。

基尔茨博士还推荐人们遵循间歇性禁食，比如一天只吃一餐。间歇性禁食与生酮饮食往往是相辅相成的，因为当你能够高效燃烧脂肪，将脂肪作为能量来源时，间歇性禁食会变得更加容易。这两种饮食模式都被认为对减轻炎症和增强线粒体功能有显著益处，因此许多人选择同时采取这两种策略以产生最佳效果。

有人提出，遵循间歇性禁食有更多益处，因为它能让身体进入一种被称为"自噬"的自我修复和清理模式。在这种模式下，受损分子会被分解，同时干细胞会被激活以产生新的细胞和线粒体。2023 年的一项动物研究发现，遵循间歇性禁食确实可以通过增强线粒体功能提高卵子质量，减少卵子中的染色体异常。

不过，遵循生酮饮食和间歇性禁食并非毫无风险。一些人通过这些饮食模式获得了前所未有的良好体验，但另一些人则可能出现荷尔蒙失衡、甲状腺功能减退、睡眠质量不佳等问题。甚至，个别遵循生酮饮食的女性可能出现排卵停止的情况，但这似乎较为罕见。2023 年的一项研究表明，遵循 4~6 小时阶段进食的间歇性禁食对女性荷尔蒙平衡的影响微乎其微，唯一显著的变化是脱氢表雄酮水平略有降低。

生酮饮食是否利大于弊，最终还得看个人情况。如果你的卵巢功能因自身免疫、炎症或胰岛素水平高等问题而严重受损，或者你的体重超标，那么遵循生酮饮食可能很有帮助。

如果你打算尝试生酮饮食，建议你一开始采取相对温和的方式，以减轻这种饮食模式对荷尔蒙的潜在影响。这意味着你可以将每天的碳水化合物摄入量控制在 40 g 左右，而非像严格的生酮饮食那样只摄入 10~20 g。

你如果打算尝试间歇性禁食，也可以在一开始采取较为温和的方式，比如将进食限制在一天两餐——一顿较晚的早餐和一顿较早的晚餐。

要最大限度地获得生酮饮食或间歇性禁食的益处，关键在于坚持已被证实能提升生育能力的抗炎饮食原则：优先选择营养密度大的食物，并注重从鱼、橄榄油、牛油果等食物，而非椰子油等食物摄取脂肪。

使用低剂量纳曲酮减轻炎症

当常规措施不足以抑制可能影响卵巢功能的免疫活动时，低剂量纳曲酮可能是另一种选择。虽然这是处方药，但它主要被归类为替代医学领域药物，很多医生可能不太了解低剂量纳曲酮或不习惯开这种药。

纳曲酮原本被批准用于治疗阿片类药物成瘾，其原理是暂时阻断阿片受体。然而，在极低剂量下，纳曲酮会促进天然内啡肽的合成，这被认为有助于减轻炎症。此外，低剂量纳曲酮还可能通过阻止免疫系统对肠道菌群产生过度的反应来减轻炎症。虽然对自身免疫病（如克罗恩病）的初步研究表明，使用低剂量纳曲酮有一定效果，但它在生殖领域的应用目前还未经研究。

　　尽管缺乏确凿证据，但还是有不少替代医学领域的医生支持卵巢功能低下，尤其是伴有自身免疫病的女性使用低剂量纳曲酮。爱尔兰的菲尔·博伊尔博士就是其中一位。

　　博伊尔博士已经为超过 2 500 名患者开具了低剂量纳曲酮处方。他表示："截至目前，在我接诊的不孕患者中，有高达 50% 的患者尝试使用低剂量纳曲酮。在这些患者中，大约 80% 的人对低剂量纳曲酮有积极反应。"

　　尽管这一经验不足以弥补科学研究的不足，但总体上，这种药物被认为是相当安全且风险较低的。主要副作用包括睡眠中断（如做生动的梦）和头痛。

　　低剂量纳曲酮的价格相对亲民，但由于使用的剂量远低于美国食品药品监督管理局批准的剂量，所以在美国，患者必须找专业的药房订购。在本文撰写时，多数生殖科医生对低剂量纳曲酮还不太了解，因此，患者通常需要咨询功能医学或整合医学领域的医生，或者通过远程医疗服务来获得低剂量纳曲酮处方。不过，这种情况可能正在发生转变，现在有些生殖中心已经在其体外受精 – 胚胎移植的免疫治疗方案中纳入了低剂量纳曲酮。

卵巢注射富血小板血浆

对因年龄相关性不孕或早发性卵巢功能不全而需要恢复卵

巢功能的人而言，注射富血小板血浆是最有前景的策略之一。第 15 章提到了宫腔灌注富血小板血浆在解决子宫腔粘连综合征、子宫内膜炎或子宫内膜过薄引起的着床方面问题的潜在价值。本节介绍富血小板血浆在生殖方面的另一种用途，即将溶液直接注入卵巢，以恢复卵巢功能。

实施这一治疗时，要先从患者身上抽取一管血液，去除红细胞，留下含有多种生长因子的浓缩溶液。这些生长因子能够促进细胞愈合和细胞再生，同时减轻炎症。数十年来，富血小板血浆在治疗关节损伤方面，尤其是在治疗运动损伤方面，已有了广泛应用。

虽然使用富血小板血浆来改善卵巢功能在一些生殖中心内属于较新的技术，但迄今为止的结果令人振奋，尤其是对经历过多次体外受精－胚胎移植失败或患有早发性卵巢功能不全的女性而言。

早发性卵巢功能不全患者通常月经周期不规律或月经完全停止，且促卵泡激素水平超过 40 mIU/L，自然受孕的机会非常渺茫。然而，在某些情况下，注射富血小板血浆可能增加她们的受孕概率。

已发表的病例报告中，有一位 37 岁的女性，其促卵泡激素水平偏高且抗米勒管激素几乎无法被检测到。在接受富血小板血浆疗法后仅 1 个月，她的促卵泡激素水平便恢复到了正常范围，久违的月经周期也重新出现了。在两个体外受精－胚胎移植周期后，她成功获得了 3 个胚胎，并最终诞下了双胞胎。

在另一相似病例中，一位 40 岁的女性因过早绝经而面临促卵泡激素水平高和抗米勒管激素水平低的困境。在接受富血小板血浆疗法 2 个月后，她的月经周期神奇地恢复了。短短 4 个月后，她自然受孕成功。

这些令人惊叹的案例虽不常见，且大多数早发性卵巢功能不全患者在接受富血小板血浆疗法后仍难以受孕，但事实表明，在某些看似无望的情境中，这种疗法或许能带来一线生机。

对卵巢功能障碍较轻、患有年龄相关性不孕或卵巢储备功能减退的女性而言，富血小板血浆的效果可能更加显著。诸多针对此类卵巢功能障碍的对照研究表明，许多抗米勒管激素水平偏高、促卵泡激素水平偏低的患者在接受富血小板血浆疗法后自然受孕，体外受精－胚胎移植的结果也有所改善。这些改善体现在优质胚胎数量增加以及更高的成功率。

如果你正面临与年龄相关的生育难题，那么即便接受了富血小板血浆疗法，体外受精－胚胎移植的成功率也可能偏低。然而，一些成功案例令人振奋，比如一位 41 岁的女性在经历了 12 次体外受精－胚胎移植失败后，接受了富血小板血浆疗法。短短 6 周后，她的抗米勒管激素水平翻倍，随后自然受孕并顺利诞下了健康宝宝。

在用富血小板血浆治疗卵巢储备功能减退的研究中，最振奋人心的发现之一是卵子和胚胎质量显著提高。一项研究对比了女性在接受富血小板血浆疗法前后 3 个月的情况，发现染色体正常的胚胎比例上升。这些女性的平均年龄是 40 岁，在接受富血小板血浆疗法前，她们的胚胎仅有平均 8% 是正常的。但在接受富血小板血浆疗法后，平均 39% 的胚胎表现正常，且 1/4 的女性成功受孕。

富血小板血浆提升生育能力的机制目前尚不明确，但很可能与血小板中的多种生长因子有关。这些因子不仅能调控炎症，还能让卵泡对促卵泡激素更加敏感，甚至可能唤醒更多休眠的卵泡，使其开始积极发育。或许在接受富血小板血浆疗法后体外受精 – 胚胎移植结果有所改善的人，原本就缺乏支持卵泡存活或发育的关键生长因子。希望未来的研究能更深入地揭示富血小板血浆的作用机制，这样生殖科医生就能更准确地预测哪些患者能从中受益。

综合考虑，富血小板血浆在恢复卵巢功能方面似乎是一个有前景的选择，特别是对促卵泡激素水平偏高而抗米勒管激素水平偏低的女性。但请注意，它并非万能的，可能有人观察不到任何改善。与任何临床疗法一样，它也存在一定的风险，比如感染。但多年来，富血小板血浆已广泛应用于各种临床状况，并发症极为罕见。

注射富血小板血浆的最大弊端在于费用高昂。在美国，女性每次治疗可能需要花费数千美元，而一些诊所甚至建议女性进行多轮治疗。鉴于注射富血小板血浆对一部分女性效果显著，而对另一部分女性则效果甚微，这笔费用可以说是一笔不小的投资。

接受富血小板血浆与体外受精－胚胎移植联合治疗往往更明智，因为接受治疗后富血小板血浆发挥作用的最佳时期似乎只有 1~3 个月。安排在这个窗口期内取卵，可以最大限度地受益于富血小板血浆的治疗效果。

不过，体外受精－胚胎移植并不是唯一的选择。如果经济条件有限，那么尝试在接受富血小板血浆疗法后自然受孕也是可行的。有些研究表明，在接受富血小板血浆疗法后 3 个月内，自然受孕概率甚至超过了体外受精－胚胎移植的预期成功率。在一项针对 300 多名早发性卵巢功能不全患者的研究中，有 7% 的人在接受富血小板血浆疗法后的 1~2 个月内自然受孕。对卵巢储备功能减退患者而言，这个比例可能更高。另外，接受治疗后，虽然卵巢功能可能在数月内逐渐减弱，但促卵泡激素水平和抗米勒管激素水平的改善效果可能持续长达 12 个月。

接受红光疗法

红光疗法是使用一种设备，发出特定波长的红光或红外线，照射皮肤数分钟。这种疗法旨在让光深入组织，产生生物效应。

有研究表明，红光疗法能促进局部组织修复，减轻炎症，这在多项动物实验和人类实验中都得到了验证，尤其是在治疗关节和肌腱损伤的实验中。此外，一些证据表明，从生物化学层面来看，特定波长的红光能够增强线粒体的能量生成能力。

不过，红光疗法是否真的能提高生育能力尚不明确。理论上，红光疗法有益于减轻卵巢或子宫内膜的炎症，增强线粒体功能。但问题在于，光能可能难以深入渗透。研究表明，在红光疗法常用的波长下，超过80%的能量在皮下脂肪的前3毫米内就被吸收或散射了。

如果只有极少量的光能够抵达腹部深处的目标组织，那么红光疗法对生育能力的积极影响就值得打问号了。在小鼠实验中，这个问题不太严重，研究人员发现红光疗法对小鼠有积极影响，比如活跃发育的卵泡比例更高。

到目前为止，关于将红光疗法应用于人类的研究还非常少。许多声称红光疗法能提高生育能力的说法都源于日本的早期研究，这些研究发现长期不孕的大龄女性在接受红光疗法后怀孕率有所提升。在这些研究中，红光设备通常作用于颈部，理论依据是这种治疗能影响大脑的血液供应，而大脑是荷尔蒙和生育能力的主要调控者。另外，常有人提及丹麦某研究团队的发现：接受作用于腹部的红光疗法后，65%的不孕女性成功怀孕。但这一研究成果出自红光设备制造商，并未在权威医学期刊上发表。

总而言之，目前支持红光疗法能提高女性生育能力的证据相对薄弱，但也没有明显证据表明其有潜在危害。

补充改善卵巢储备功能减退的其他营养素

有些助孕营养素因得到了充分的研究而经常被人们推荐，有些则显然不值得尝试，本节要讨论的是那些介于两者之间的"灰色地带"产品——它们可能有用，但还需要更多研究来证实。如果你的卵巢功能严重受损，并且你愿意尝试任何可能有助于改善卵巢状况的方法，那么补充这些助孕营养素是值得考虑的。

重组人生长激素

Serovital 是一款氨基酸补充剂，声称可以通过增强人体自然生长激素的生成来达到抗衰老效果。生长激素在生育能力中确实扮演着关键角色，因为它关系到卵巢内卵泡的发育和存活。随着年龄增长，生长激素的自然减少可能是导致年龄相关性不孕的因素之一。因此，生长激素经常被用于卵巢储备功能弱的女性，作为接受体外受精 – 胚胎移植前的辅助治疗手段。一款名为"Omnitrope"的重组人生长激素是较为昂贵的处方药注射剂。然而，这种药物的效果尚不明确，一些研究发现其作用不大。不过，迄今为止的大多数研究都发现接受生长激素疗法后卵子或胚胎的数量或质量有一定改善。使用这种药物似乎更可能对因年龄相关性不孕或在体外受精 – 胚胎移植周期中卵泡发育不良的女性产生积极影响。

生长激素对胰岛素样生长因子 –1 初始水平偏低的女性的效果可能更佳。澳大利亚 PIVET 医疗中心的专家建议，在胰岛素样生长因子 –1 水平低于 153 ng/mL 时再考虑将生长激素作为补充治疗手段。胰岛素样生长因子 –1 检测是一项常规血液检测，你可以在标准的临床实验室预约进行该检测。

治疗的时长同样关键。在接受体外受精 – 胚胎移植前至少补充生长激素 1 个月，效果可能最明显。在这段时间内，它似乎能增加卵巢细胞激素受体的数量，使卵子在促排卵治疗阶段对促卵泡激素的反应更灵敏。如果持续使用时间更长，生长激素就可能进一步提高 2~3 个月后成熟的早期卵泡的存活率，从而带来更大的益处。

长期使用生长激素的难题在于高昂的成本，Omnitrope 每瓶价格不菲。而 Serovital 作为替代品，它的性价比更高，能自然促进生长激素的分泌。除了成本更低，Serovital 的另一个优势在于，相比于需要超适应证开具药物处方，它属于非处方产品，一些生殖中心更愿意将它推荐给寻求生育治疗的患者。获得 Serovital 无需处方，而且试图自然受孕的人可以长期服用，时间不仅限于接受体外受精 – 胚胎移植前的准备阶段。

Serovital 内的五种氨基酸可以共同促进生长激素的自然分泌。这款产品主打具有抗衰老功效，声称基于生长激素能减少皱纹、降低体脂，同时提升活力和改善睡眠质量的功能。此外，Serovital 还用于治疗纤维肌痛。尽管有研究报告称服用 Serovital 确实能提高生长激素和胰岛素样生长因子 –1 的水平，但尚未有专项研究说明其在生殖领域的效果。

Serovital 的关键成分之一是左旋精氨酸，你应该还记得，第 10 章提到，准备接受体外受精 – 胚胎移植的女性补充左旋精氨酸的研究成果有差异，甚至有报告指出这样做会导致卵子发育混乱。这可能是因为左旋精氨酸剂量过高会使得一些卵泡快速且不同步发育。不过，使用低剂量的左旋精氨酸似乎不成问题，可能是有益的。2020 年的一项研究发现，接受体外受精 – 胚胎移植前每天补充 1~2 g 左旋精氨酸的女性受孕概率略微偏高。而按照推荐的剂量服用 4 粒 Serovital 胶囊，左旋精氨酸的摄入量都低于 1 g。

在缺失 Serovital 与生殖能力关联的临床研究的情况下，最值得我们信赖的证据是服用这种补充剂的人以及推荐它的生殖中心的实际经验。他们的反馈普遍十分积极，很多生殖中心报告称，患者在接受体外受精 – 胚胎移植前至少连续 3 个月服用 Serovital，成功率会有所提升。

一般建议剂量是空腹时，即早餐前至少 2 小时或晚餐后至少 2 小时，服用 4 粒胶囊。选择这样的时间是为了最大限度地促进人体对氨基酸的吸收和生长激素的合成，因为空腹状态会刺激生长激素的分泌。另外，为了更贴近人体自然的昼夜节律，睡前服用 Serovital 可能也是一个不错的选择。毕竟，生长激素的自然分泌高峰通常出现在凌晨 2~4 点。数据还显示，服用 Serovital 后大约 2 小时，体内生长激素的水平也会达到高峰。

第四部分　其他问题的解决方案

吡咯并喹啉醌

吡咯并喹啉醌因其改善线粒体功能的能力而备受青睐，因此经常作为辅酶 Q_{10} 补充剂中的辅助成分出现。研究表明，吡咯并喹啉醌不仅是一种高效的抗氧化剂，还能促进新线粒体的生成，增强细胞生成能量的能力。人类研究发现，补充吡咯并喹啉醌不仅增强了线粒体的数量和活性，还增强了大脑的血液流动和能量代谢，并有助于减轻炎症。

然而，尽管有这些积极的发现，但吡咯并喹啉醌在生殖领域的研究还相对匮乏。一些动物研究表明，吡咯并喹啉醌能够保护卵巢细胞免受化学损伤，并促进它们的存活。但我们尚不清楚这种保护作用或对线粒体活性的增强作用能否直接提升人类的生育能力。

阿萨伊果

阿萨伊果，这种源自中南美洲的水果，以其富含抗氧化剂而著称。鉴于氧化损伤与卵巢衰老的紧密关联，有人开始思考，卵巢储备功能较弱的女性服用阿萨伊果补充剂是否有助于提高其体外受精－胚胎移植的成功率。

美国顶尖生殖中心之一——科罗拉多生殖医学中心就因向准备接受体外受精－胚胎移植的患者推荐阿萨伊果补充剂而广为人知。科罗拉多生殖医学中心的斯库克拉夫特博士及其团队在这一领域进行了多项研究，并取得了一些积极成果。研究发现，老年小鼠服用阿萨伊果补充剂能够稍微增加卵子数量，并且卵子质量显著提高。这种改善体现在能够发育成囊胚的卵子比例更高，以及胚胎着床率更高。总体而言，服用阿萨伊果补充剂的老年小鼠的卵子数据，几乎可以与年轻小鼠的卵子数据相媲美。

随后，科罗拉多生殖医学中心针对超过 100 名患者开展了一项初步的人体试验。在接受体外受精 – 胚胎移植前，这些患者每天服用 1 800 mg 阿萨伊果补充剂，连续服用了约 10 周。结果显示，卵子数量虽然只是微增，但胚胎数量尤其是染色体正常的胚胎数量显著增加。平均而言，服用阿萨伊果补充剂组的女性最终平均获得了 3 个正常胚胎，而对照组平均仅获得了 1 个。科罗拉多生殖医学中心先前的研究报告也显示，在接受体外受精前服用阿萨伊果补充剂的女性胚胎着床率较高。

尽管这些结果令人欣喜，但阿萨伊果中的抗氧化剂并非人体内自然存在的物质，因此服用阿萨伊果补充剂可能带来一些不可预测的影响。此外，市面上充斥着许多劣质的阿萨伊果补充剂，而科罗拉多生殖医学中心在研究中使用的产品仅供该诊所患者服用。因此，如果你打算在饮食中添加阿萨伊果、阿萨伊果冻干粉或冷冻的阿萨伊果可能是比胶囊补充剂更可靠的选择。

白藜芦醇

白藜芦醇是另一种广泛用于与年龄相关性不孕和卵巢储备减退患者的营养素。补充白藜芦醇的主要理由是它是一种抗氧化剂，可能激活与长寿和抗衰老相关的乙酰化酶。目前几乎没有证据表明补充白藜芦醇能提高生育能力，但我们有理由担心它可能干扰胚胎着床或损害发育中的胚胎。

正如第 10 章所介绍的，一项针对准备接受胚胎移植的女性的随机研究发现，补充白藜芦醇显著降低了受孕概率，并提高了流产率。我们尚不清楚这种效应是否普遍存在，因为其他研究并未观察到这种现象。但动物研究表明，补充白藜芦醇可能通过改变子宫内膜来影响胚胎着床。

如果你卵巢功能严重衰退，且正在为体外受精－胚胎移植做准备，你可能认为为了提高卵子质量而暂时牺牲子宫内膜是值得的。这确实有一定道理，因为你可以在取卵前停止服用白藜芦醇，之后再进行冻胚移植。但有一点你必须清楚，那就是这样做可能降低你在准备体外受精－胚胎移植期间自然受孕的概率。另外，取卵数较少的女性在取卵后第 3 天进行鲜胚移植往往效果最佳，因此，最稳妥的做法是在取卵前至少 2 周停止补充白藜芦醇。

烟酰胺腺嘌呤二核苷酸前体物质

烟酰胺腺嘌呤二核苷酸遍布于我们身体的每一个细胞，是能量生成的重要角色。我们的身体能自然地从烟酸（又称"维生素 B_3"）中合成烟酰胺腺嘌呤二核苷酸，但这一过程的效率会随着年龄增长而下降，导致烟酰胺腺嘌呤二核苷酸水平降低，细胞的能量生成能力受损。

发现衰老、烟酰胺腺嘌呤二核苷酸水平下降和能量生成能力减弱的关联，激发了人们通过提升烟酰胺腺嘌呤二核苷酸水平来对抗与年龄相关的疾病的兴趣。

但遗憾的是，我们无法直接补充烟酰胺腺嘌呤二核苷酸，因此，补充其前体物质成了解决方案，这些前体物质可以在细胞内转化为烟酰胺腺嘌呤二核苷酸。前体物质包括烟酸，以及烟酸转化为烟酰胺腺嘌呤二核苷酸过程中的中间产物。然而，哪种前体物质最有效一直存在广泛争议，不同的研究人员和公司也对此争论不休。

受到广泛研究的是烟酰胺核糖，名为"Niagen"和"乐佳欣"的烟酰胺核糖补充剂知名度较大。在 21 世纪初，研究人员发现烟酰胺核糖提升烟酰胺腺嘌呤二核苷酸水平的效果远胜标准的烟酸形式，能显著提升细胞能量生成能力。对衰老小鼠进行的实验发现，补充烟酰胺核糖还增加了卵巢卵泡的数量，减少了染色体异常的情况。

另一种烟酰胺腺嘌呤二核苷酸前体物质是烟酰胺单核苷酸。它的结构与烟酰胺核糖几乎相同，只是多了一个磷酸基团。在针对小鼠的研究中，烟酰胺单核苷酸同样产生了积极效果，提高了体外受精 – 胚胎移植中的获卵数和卵子质量。更有趣的是，研究发现，补充烟酰胺单核苷酸的衰老小鼠在处理和分离染色体方面的能力表现得与年轻小鼠无异，这很可能有助于预防卵子发育过程中的染色体错误。

这项研究成果自然引起了极大关注，但在撰写本文时，烟酰胺单核苷酸作用于人类的研究还相当少，因此我们无法明确知晓补充烟酰胺核糖或烟酰胺单核苷酸对生育的潜在益处。小鼠研究的结果确实很有前景，但正如某家主要生产这类补充剂的公司的首席科学家莱昂纳德·瓜伦特所说："不是所有对小鼠有效的物质都对人类有效。"尽管如此，基于这些有前景的动物研究成果，许多生殖专家已经开始推荐烟酰胺核糖或烟酰胺单核苷酸。

　　需要注意的是，补充烟酰胺腺嘌呤二核苷酸前体物质可能存在的潜在风险之一是可能促进肿瘤生长。因为肿瘤和其他细胞一样，也需要烟酰胺腺嘌呤二核苷酸来合成能量，有人提出服用这些补充剂可能加速癌症扩散。虽然这方面的证据很少，但在更多长期研究出炉之前，是否值得冒这个风险来服用这些补充剂，还需要个人权衡利弊后再做出决定。

　　如果你打算补充烟酰胺腺嘌呤二核苷酸前体物质，确定哪种形式更好可不是一件容易的事。围绕这一点，商业利益驱动的争议此起彼伏，各执一词。

　　有些人坚持烟酰胺单核苷酸比烟酰胺核糖更稳定、更有效，因为它转化为烟酰胺腺嘌呤二核苷酸的路径更短。而另一些人则声称烟酰胺单核苷酸无法直接进入细胞，必须先被分解成烟酰胺核糖。不过，这两种观点最终可能都不重要，因为有研究表明，这两种化合物在肠道和肝脏中都可能被分解成烟酸和其他烟酸衍生物。

　　要真的是这样，那么提高烟酰胺腺嘌呤二核苷酸水平最划算的方法可能就是补充烟酸衍生物——烟酰胺了。这种天然存在的维生素 B_3 形式常出现在复合维生素补充剂中，并且已被证实提升烟酰胺腺嘌呤二核苷酸的效果比烟酸好。尽管其效果可能不及烟酰胺核糖或烟酰胺单核苷酸，但动物研究表明烟酰胺在提高卵子质量方面也有类似的好处。烟酰胺的优势在于价格亲民，按推荐剂量补充烟酰胺 3 个月的支出还不到 10 美元，相比之下，乐佳欣或烟酰胺单核苷酸补充剂则至少要花费 100 美元。

与那些可能促进癌症生长的烟酰胺腺嘌呤二核苷酸前体物质相比，烟酰胺被认为有相反的效果，甚至可能有助于预防和治疗癌症。不过，这也只是推测，因为 2023 年发表在《新英格兰医学杂志》上的一项临床研究指出，连续 12 个月补充烟酰胺后，皮肤癌的发病率并没有改变。

关于烟酰胺的另一个待解之谜是，它能否抑制被称为"乙酰化酶"的长寿酶——这种酶被认为与生育力息息相关。目前来看，这种抑制作用似乎只会在补充高剂量的烟酰胺时发生，有研究甚至发现补充低剂量的烟酰胺可能增强乙酰化酶的活性。无论如何，我们都需要更多研究来证实这一结论。目前，一个可能的解决办法是控制烟酰胺的释放，每天补充 500 mg 以保持体内烟酰胺水平低而稳定。

烟酰胺腺嘌呤二核苷酸前体物质的动物实验结果确实令人振奋，但我们目前还缺乏人类试验的明确证据。这个领域还存在很多未解之谜，尤其是关于服用这些补充剂是否会增加患癌风险以及哪种形式更佳的问题。根据目前的信息，烟酰胺核糖或烟酰胺单核苷酸的益处可能还不足以与其高昂的价格相称，但在未来，随着研究的深入，这一结论可能发生变化。

行动方案

如果你的卵巢储备功能弱，以下策略或许能在一定程度上提高卵子数量和质量，主要是通过减轻炎症和促进早期卵泡存活。这些策略的效果从显著到一般的排列如下。

· 卵巢注射富血小板血浆；

· 对抗自身免疫和炎症；

· 遵循生酮饮食和间歇性禁食；

· 补充改善卵巢储备功能减退的其他营养素（重组人生长激素、针对提高卵子质量而非数量的阿萨伊果、特别适用于年龄相关性不孕的烟酰胺腺嘌呤二核苷酸前体物质、吡咯并喹啉醌、白藜芦醇）；

· 接受红光疗法。